W0256978

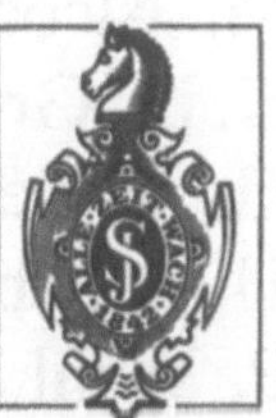

Fachschwester
Fachpfleger

Innere Medizin – Intensivmedizin

Herausgegeben von
M. Alcock · Heidelberg   P. Barth · Schwäbisch Hall
K. D. Grosser · Krefeld   W. Nachtwey · Hamburg
G. A. Neuhaus · Berlin   F. Praetorius · Offenbach
H. P. Schuster · Mainz   M. Sucharowski · Berlin
P. Wahl · Heidelberg

Jean M. Krueger

Fortbildung 2

Überwachung des zentralen Venendrucks

Mit 51 Abbildungen

Springer-Verlag
Berlin Heidelberg New York 1978

Autor:
Jean M. Krueger
University of Kansas
School of Nursing
39th and Rainbow Street
Kansas City, Kansas 66103
USA

Ins Deutsche übersetzt von
Gunter und Monica Kaiser
Römerstraße 40
7071 Böbingen/Rems

Titel der amerikanischen Ausgabe:
Monitoring Central
Venous Pressure
© Springer Publishing Company, Inc.
New York, N.Y. 1973

ISBN-13: 978-3-540-08574-4   e-ISBN-13: 978-3-642-66841-8
DOI: 10.1007/978-3-642-66841-8

Library of Congress Cataloging in Publication Data. Krueger, Jean M. Überwachung des zentralen Venendrucks. (Fortbildung; 2) (Fachschwester, Fachpfleger: Innere Medizin, Intensivmedizin) Translation of Monitoring Central Venous Pressure. Bibliography: P. 1. Central venous pressure — Measurement – Programmed instruction. I. Title. II. Series. III. Series: Fachschwester, Fachpfleger: Innere Medizin, Intensivmedizin QP105.2.K7815612'.14 77-26688

Satz- u. Bindearbeiten: G. Appl, Wemding, Druck: aprinta, Wemding
2127/3140-543210

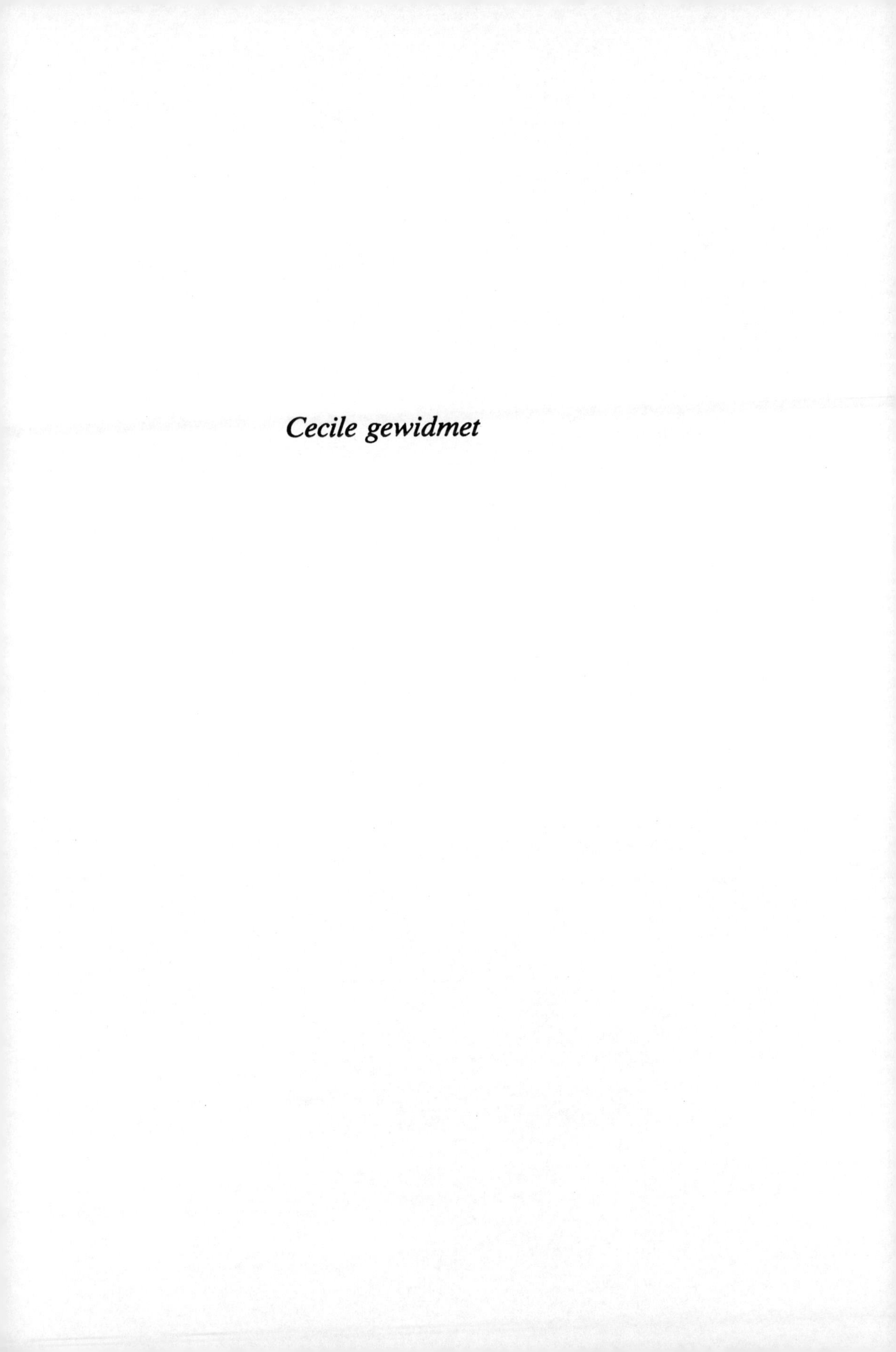

Cecile gewidmet

Vorwort

Die Reihe der *Fortbildungsbände* der Sektion „Innere Medizin — Intensivmedizin" der Schriftenreihe Fachschwester-Fachpfleger wird durch den zweiten Band „Überwachung des zentralen Venendrucks" fortgesetzt.

Die *Fortbildungsbände* befassen sich mit speziellen Problemen und Verfahren der Intensivmedizin, während die *Weiterbildungsbände* der Schriftenreihe den Grundstoff der praktischen Unterweisung und des theoretischen Unterrichtes der einzelnen Weiterbildungslehrgänge erfassen.

Die Fortbildungsbände sollen den *Lernenden* das Verständnis für den theoretischen Hintergrund, den Sinn und Zweck der von ihnen ausgeführten praktischen Maßnahmen vertiefen und den *Lehrenden* die Erarbeitung des Lehrstoffs und die Durchführung des Unterrichts erleichtern.

Die Bestimmung des zentralen Venendruckes hat in der Intensivmedizin eine besonders große Bedeutung erlangt. Die genaue Kenntnis der Meßtechnik, der Fehlerquellen und der Aussagemöglichkeiten dieser Meßgrößen ist unbedingt zu fordern. Aus diesen Gründen haben wir dem zentralen Venendruck einen eigenen Fortbildungsband gewidmet und dafür die Form des programmierten Lernunterrichtes gewählt. Dieser Band soll über das unmittelbare Anliegen der Weiterbildung hinaus allen in der Intensivmedizin tätigen Schwestern, Pflegern und Ärzten, besonders aber auch den in Sonderdiensten auf Intensivstationen arbeitenden Studierenden der Medizin eine Hilfe bei der Ausübung ihres täglichen Dienstes sein.

Juni 1978   Die Herausgeber

Inhaltsverzeichnis

Warum Bestimmung des zentralen Venendrucks?

Der zentrale Venendruck ist der Druck des venösen Blutes in Zentimetern Wassersäule kurz vor oder innerhalb des rechten Vorhofs. Der gefundene Wert gibt Auskunft über das Vermögen des Herzens, das zurückfließende, venöse Blut weiterzutransportieren. Während dem Arzt der zentrale Venendruck (ZVD) als Richtschnur für die Behandlung von Risikopatienten mit Verbrennungen, Schock oder Herzinsuffizienz dient, muß die Schwester die nötigen Ausrüstungsgegen-stände kennen und die Durchführung der Messungen beherrschen, um genaue Meßergebnisse für eine sofortige Behandlung und entscheidende pflegerische Maßnahmen zu erhalten. Die Schwester muß es sich zur Regel machen, den Patienten und das Gerät während der Messung sorgfältig zu beobachten, um seine Sicherheit und eine möglichst geringe Beeinträchtigung seines Allgemeinbefindens zu garantieren.

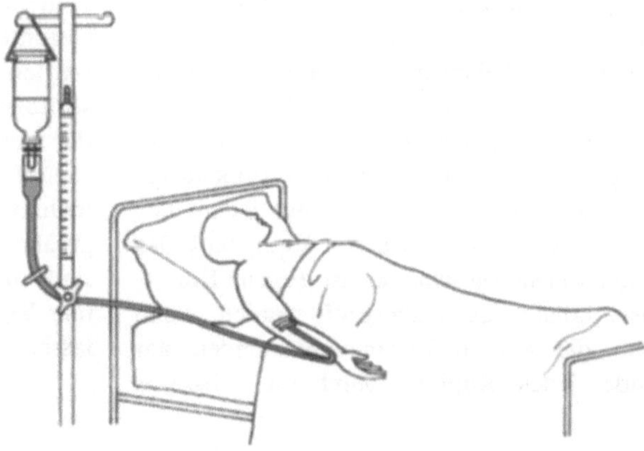

Einführung

Das vorliegende Buch ist ein Lernprogramm über den ZVD. Als ein in sich geschlossenes Programm macht es zusätzliche Texte oder Bücher entbehrlich. Der an weiteren Informationen interessierte Leser findet am Ende des Buches ein Verzeichnis weiterführender Literatur.

Die Voraussetzungen, die an den Lernenden gestellt werden, sind auf Seite 3 niedergelegt. Bei Abschluß dieses Lernprogramms sollte der Leser die auf Seite 4 aufgeführten Ziele erreicht haben.

Wenn Sie zum erstenmal ein solches Lernprogramm durcharbeiten, sind einige Erklärungen notwendig: Dieses Programm behandelt in drei Teilen das Instrumentarium, die theoretischen Grundlagen und die Durchführung der Messung. Es empfiehlt sich, das Programm in der gegebenen Reihenfolge durchzuarbeiten, wenn auch mit jedem der drei Teile begonnen werden kann, da jedes Kapitel in sich geschlossen ist. Eigene Kenntnisse können auch überprüft werden, wenn man die kurzen Zusammenfassungen am Ende jedes Kapitels durchliest (obgleich diese ursprünglich nur als Zusammenfassung des jeweiligen Kapitels gedacht waren und nicht als Vortest).

Jedes Kapitel besteht aus einer Reihe von aufeinander aufbauenden Abschnitten, die sich in Begriffserklärung, Frage und deren Beantwortung gliedern. Man deckt bei Beginn des Programms die erste Hälfte einer Seite mit einem Papierbogen ab. Dieses Papier zieht man nach unten bis man die erste Begriffserklärung lesen kann. Diese Erklärung enthält eine Information und einen zu vervollständigenden Satz. Dies soll eine Methode sein, die das Lernen erleichtert. Beim Herunterziehen des Papiers unter die Linie, werden die richtigen Worte bzw. Satzteile sichtbar, die die Überprüfung der Richtigkeit der niedergeschriebenen Antworten ermöglichen. Der frei gelassene Raum ist für ein oder mehrere Wörter oder sogar kurze Sätze vorgesehen, jedoch jeweils nur für eine richtige Antwort gedacht. In diesem Sinne bearbeitet man Seite für Seite. Es bleibt dem Leser überlassen, wieviel er auf einmal erarbeiten will.

Welche Voraussetzungen muß der Lernende erfüllen?

Bei der Erarbeitung dieses Programms dachte die Autorin an folgenden Leserkreis:
- Personen mit Grundkenntnissen der Anatomie und Physiologie des Kreislaufsystems und der Grundprinzipien der intravenösen Flüssigkeitszufuhr
- Examinierte Krankenschwestern, die die zur Messung des ZVD nötigen Instrumente und die Durchführung der Messung beherrschen müssen, da sie auf Intensiv- oder Herzstationen arbeiten
- Krankenschwestern, die auf solche Pflegeeinheiten kommen
- Fortgeschrittene Schwesternschülerinnen, die dieses Wissen und Können als Teil ihrer klinischen Ausbildug erwerben müssen
- Schwesternschülerinnen, die Zweck und Funktionieren des Instrumentariums und die Aussage der Messungen verstehen möchten
- Jede Schwester oder Schwesternschülerin, die über den ZVD nachlesen oder Grundkenntnisse über die ZVD-Überwachung erwerben möchte

Lernziele

Nach Bearbeitung des Lernprogramms sollte der Leser in der Lage sein:
- Ausrüstungseinzelteile, die zur Messung des ZVD verwendet werden, zu kennen
- Die Einzelteile in korrekter Reihenfolge zusammenzusetzen
- Klinische Situationen, die eine ZVD-Messung erfordern könnten, zu erkennnen
- Meßergebnisse zu interpretieren
- Normale Grenzwerte der ZVD-Messungen anzugeben
- Dem Arzt bei der Aufstellung des ZVD-Überwachungsgeräts zu assistieren
- den Patienten zu überwachen und
- die Ursachen von Funktionsstörungen zu erkennen und, wenn möglich, zu beseitigen

Teil 1
Instrumentarium

1.1. Venenkatheter

Zur Messung und Überwachung des zentralen Venendrucks (ZVD) sind die vier folgenden Hauptbestandteile erforderlich: 1. Ein Venenkatheter, 2. ein Manometer, 3. ein Infusionssystem, 4. ein Mehrwegehahn

1.1. Der *Venenkatheter* ist ein langer, steriler Plastikschlauch, der in die Vene des Patienten eingelegt wird. Der sterile Schlauch, der in die Vene des Patienten eingeführt wird, heißt . . . .

Venenkatheter

1.2. Der Venenkatheter ist durch eine *röntgendichte* Linie markiert, die das Erkennen des Katheters auf dem Röntgenbild erlaubt. Die Lage des Katheters kann auf dem Röntgenbild sichtbar gemacht werden, weil er . . . . ist.

Röntgendicht (oder mit einer auf dem Röntgenbild sichtbaren Markierung versehen).

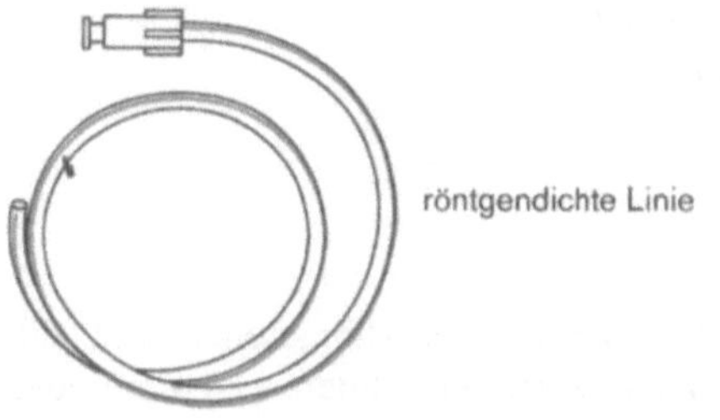

1.3. Eine *Kanüle* ist eine weitlumige Nadel, die zur Venenpunktion verwendet wird. Um in die Vene eines Patienten zu gelangen, wird eine großlumige Nadel oder eine . . . . verwendet.

Kanüle

1.4. Das Lumen der Nadel ist weit, damit der Venenkatheter durch sie hindurch in die Vene geschoben werden kann. Der Katheter wird in die Vene eingelegt, in dem er durch die . . . . (Name der Nadel) hindurchgeschoben wird.

Kanüle

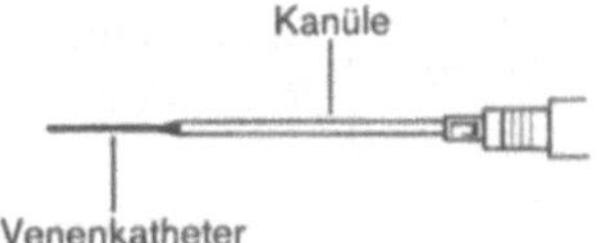

1.5. Der röntgendichte Schlauch oder . . . . muß so lang sein, daß er von der Kanüle am Ort der *Venenpunktion* bis in den *Vorhof des rechten Herzens* oder bis in die *vena cava superior* (obere Hohlvene) reicht. Die Lage des Katheters im rechten Vorhof muß wegen der Perforationsgefahr jedoch vermieden werden!

Venenkatheter

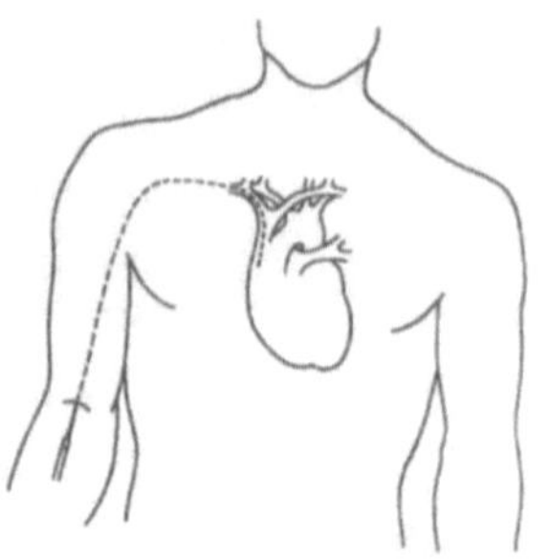

1.9. Sechs Stellen kommen für das Einlegen des Katheters über eine Kanüle infrage. Drei gebräuchliche Stellen sind die *vena cephalica* (oberflächliche Oberarmvene), die *vena basilica* (tiefe Oberarmvene) und die *vena subclavia* (Unterschlüsselbeinvene).

---

siehe Punkt 1.10

1.6. Der Venenkatheter ist lang, weil er vom Ort der Venenpunktion bis in den . . . . des Herzens oder bis in die . . . . reichen muß.

---

rechten Vorhof
vena cava superior (obere Hohlvene)

1.10. Drei gebräuchliche Venen für das Einlegen des Venenkatheters sind: die . . . .

---

vena cephalica ⎫
vena basilica   ⎬ In beliebiger Reihenfolge
vena subclavia ⎭

1.7. Der Katheter reicht von dem . . . . bis in . . . .

Ort der Venenpunktion
den rechten Vorhof (oder ⎫
rechten Vorhof des Herzens) ⎬ In beliebiger Reihenfolge
die vena cava superior ⎭

1.11. Der Plastikschlauch oder der . . . . wird in die gewählte Vene mittels einer . . . . eingelegt.

Venenkatheter
Kanüle

1.8. Die Lage der Katheterspitze im . . . . muß durch Röntgenaufnahme kontrolliert werden. Dies ist möglich da der Katheter . . . . ist.

---

rechten Vorhof (oder vena cava superior)
röntgendicht (oder mit einer röntgendichten Linie markiert)

1.12. Drei andere Punktionsstellen sind: die *vena jugularis externa* (äußere Halsvene oder

Drosselvene), die *vena jugularis interna* (tiefe Halsvene) und die *vena femoralis* (große Beinvene). Die vena femoralis soll außer in seltenen Ausnahmefällen wegen der hohen Thromboemboliegefährdung jedoch *nicht* gewählt werden!

(siehe Punkt 1.13)

vena jugularis externa (äußere Halsvene oder Drosselvene)
vena jugularis interna tiefe Halsvene
vena femoralis (große Beinvene)
} In beliebiger Reihenfolge

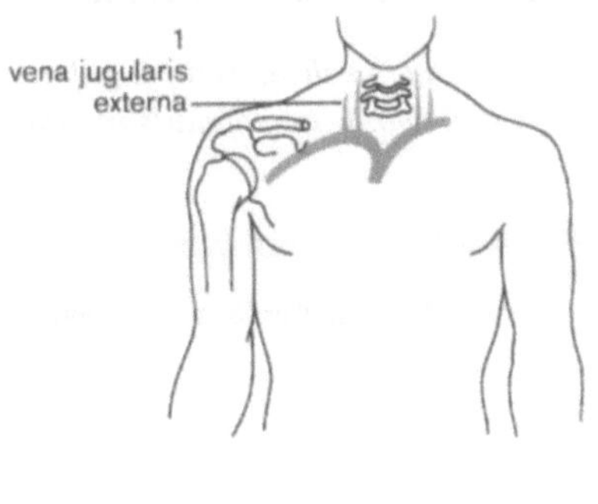

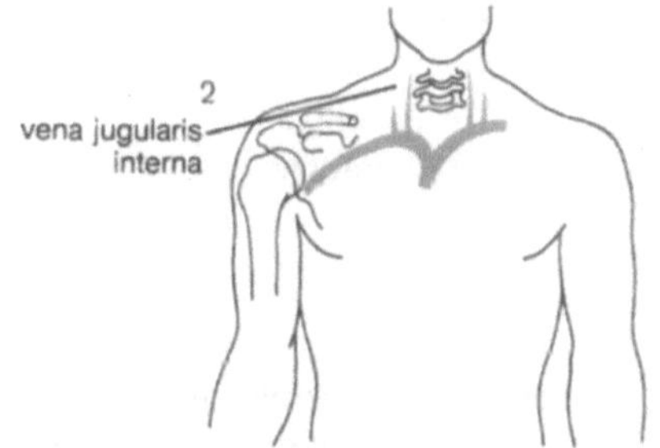

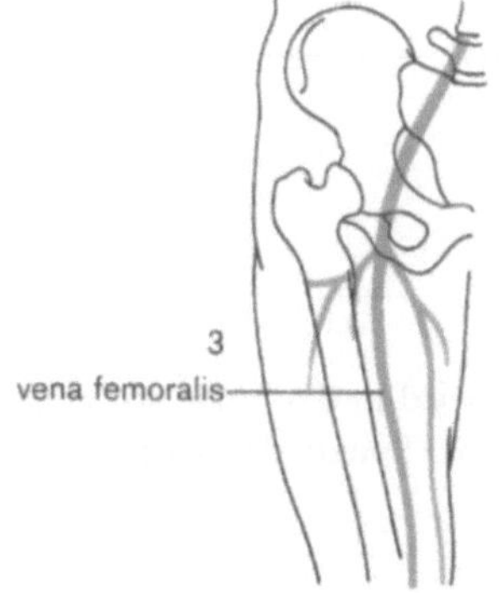

1.13. Nenne drei weitere Stellen, an denen Venenkatheter eingelegt werden können.

. . . .

. . . . ,

. . . . ,

1.14. Die am *häufigsten benützten* Punktionsstellen sind jedoch die . . . .

. . . .

. . .

vena cephalica (oberflächliche Oberarmvene) vena basilica (tiefe Oberarmvene) vena subclavia
} In beliebiger Reihenfolge

1.15. Der Venenkatheter kann aber an fünf möglichen Punktionsstellen eingelegt werden. Nenne sie in beliebiger Reihenfolge.

. . . . ,

. . . . ,

. . . . ,

. . . . ,

. . . . ,

vena cephalica, vena basilica, vena jugularis externa, vena subclavia, vena jugularis interna.

1.16. Bei richtiger Lage der Katheterspitze, die vom Arzt bestimmt wird, wird der Katheter an der Eintrittsstelle mit einem Pflaster sorgfältig fixiert und dann mit einem *sterilen Tupfer* abgedeckt und mit einem später beschriebenen *Dreiwegehahn* verbunden. Nach Fixierung des Katheters an der Eintrittsstelle wird er mit einem . . . . abgedeckt. Anschließend wird

der Katheter mit einem . . . .
. . . . verbunden.

___

sterilen Tupfer
Dreiwegehahn

Befestigung des
Katheters an der
Punktionsstelle

Abdecken der
Punktionsstelle

Katheter mit
einem Dreiwegehahn
verbunden

Kurze Zusammenfassung

1.17. Zur Messung des zentralen Venendrucks werden vier wichtige Einzelteile benötigt. Einer davon ist ein langer, steriler Plastikschlauch, der . . . . genannt wird.

___

Venenkatheter

1.18. Der Venenkatheter kann in das Venensystem des Körpers an jeder der 5 genannten Stellen eingelegt werden. Nenne sie in beliebiger Reihenfolge.

. . . . ,
. . . . ,
. . . . ,
. . . . ,
. . . . ,

___

vena cephalica, vena basilica, vena jugularis externa, vena subclavia, vena jugularis interna

1.19. Von diesen 5 sind die am häufigsten benutzten die . . . .
. . . .
. . . .

___

vena basilica
vena cephalica } In beliebiger
vena subclavia } Reihenfolge

1.20. Die Venenpunktion erfolgt mittels einer . . . . , durch die der Katheter . . . . wird.

___

Kanüle
eingelegt

1.21. Der Katheter wird in der Vene so weit vorgeschoben, bis die Spitze des Katheters in der . . . .
. . . . liegt.

___

vena cava superior

1.22. Die richtige Lage des Katheters kann durch . . . . gesi-

chert werden, weil der Katheter . . . .
. . . . ist.

Röntgenaufnahmen
röntgendicht (oder mit einer röntgendichten Linie markiert)

1.23. Bei richtiger Lage des Katheters, wird der Schlauch an der Punktionsstelle . . . .
. . . .

---

mit Pflaster fixiert (gesichert)

1.24. Nach sorgfältigem Fixieren des Katheters, um ein Verrutschen zu verhindern, wird die Punktionsstelle mit einem . . . .
. . . . abgedeckt.

---

sterilen Tupfer

1.25. Zuletzt wird das freie Ende des Katheters mit einem . . . .
verbunden.

Dreiwegehahn

Hiermit ist Teil 1–1.1 abgeschlossen.
Bei richtiger Beantwortung aller Fragen der Zusammenfassung kann mit Teil 1–1.2 begonnen werden. Bei falscher Beantwortung einiger Fragen der Zusammenfassung ist vor Beginn des nächsten Kapitels eine Wiederholung der entsprechenden Abschnitte dieses Kapitels zu empfehlen.

1.2. Manometer

Der zweite Hauptbestandteil der Ausrüstung ist ein starres, graduiertes Glas- oder Plastikrohr, oder ein Lineal, an dem ein Plastikrohr befestigt wird, das als Druckmesser verwendet und Manometer genannt wird.

1.26. Das Manometer ist ein graduiertes Röhrchen, das als . . . . verwendet wird.

Druckmesser

1.27. Der zur Messung des ZVD verwendete Druckmesser ist ein . . . .

Manometer

1.28. Das graduierte Manometer gibt den Druck in *Zentimetern Wassersäule* an, da es während der Messung mit einer bestimmten Wassermenge, wie später beschrieben, gefüllt ist.

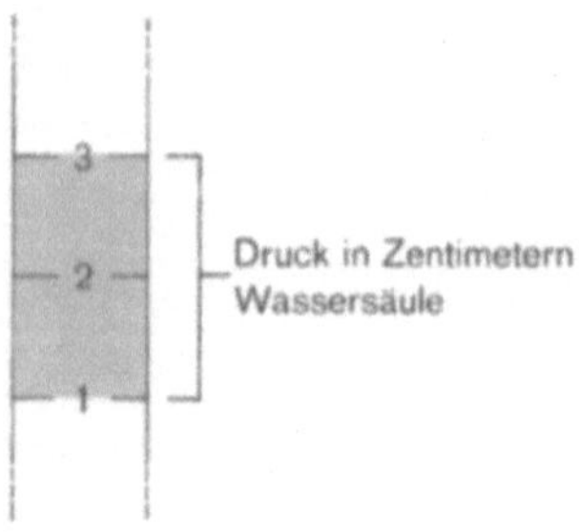

1.29. Das abgebildete Manometer zeigt den Wasserspiegel bei . . . . Zentimetern Wassersäule an.

---

vier

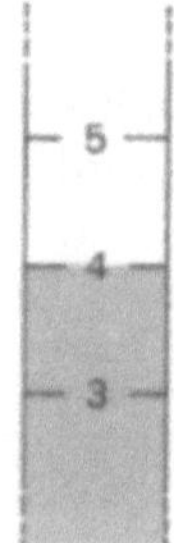

1.30. Diese Abbildung zeigt den Wasserspiegel im . . . . bei . . . . *Zentimetern Wassersäule* an.

Manometer
sieben

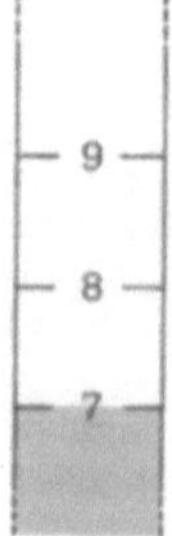

1.31. Der Wasserspiegel im abgebildeten Manometer steht bei drei . . . .

Zentimetern Wassersäule

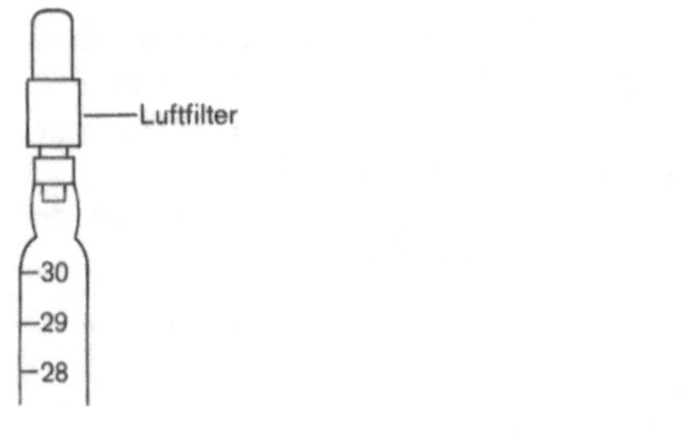

1.32. Es werden auch sterile Manometer verwendet, die außer der Markierung in Zentimetern am *oberen Ende* des Steigrohrs einen *Filter* zur Vermeidung von Verunreinigung durch Luft oder Staub haben. Am . . . . des Manometers ist ein Filter angebracht, der Luft und Staub abhält.

---

oberen Ende

1.33. Durch einen . . . . am oberen Ende des Steigrohrs bleibt das Manometer steril.

Filter

1.34. Die Graduierung des Manometers gibt den . . . . an.

Druck in Zentimetern Wassersäule

1.35. Üblicherweise wird das Manometer an einem *Infusionsständer* oder an der Wand neben dem Bett des Patienten in *senkrechter Position* befestigt. Die Bestimmung der genauen Position des Manometers wird später besprochen.

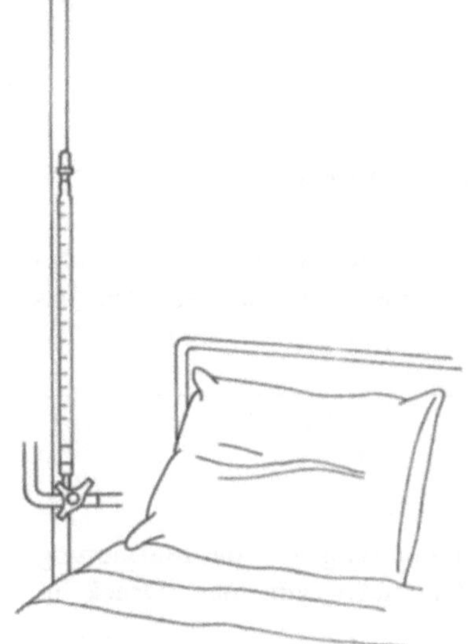

1.36. Da die genaue Position des Manometers von der Lagerung des Patienten abhängig ist, bringt man es am besten an einem Infusionsständer oder an der Wand in . . . . Position an.

---

senkrechter

1.37. Zuletzt wird das untere Ende des Manometers am *Dreiwegehahn* angeschlossen. Auf diese Weise ist das obere Ende des Manometers durch einen Filter geschützt und das untere Ende am . . . . angeschlossen.

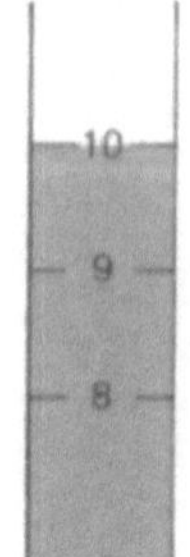

Dreiwegehahn

Kurze Zusammenfassung

1.38. Das Manometer ist ein starres, graduiertes Glas- oder Plastikrohr, das als . . . . dient.

Druckmesser

1.39. Die Graduierung bzw. die Markierung auf dem Manometer gibt den Druck in . . . . an.

Zentimetern Wassersäule

1.40. In der Abbildung steht der Wasserspiegel bei ca. . . . . Zentimetern Wassersäule.

---

zehn

1.41. Der Filter am oberen Ende des Manometers hat die Aufgabe, ...
. . . .
. . . .

---

eine Verunreinigung zu verhindern
(Staub oder Luft fernzuhalten oder eine gleichbedeutende Antwort)

1.42. Um einwandfreie Meßergebnisse zu erbringen, muß das Manometer immer in . . . . Position angebracht werden und an einem . . . .
. . . . oder an der . . . . . . befestigt werden.

---

senkrechter
Infusionsständer
Wand

1.43. Das untere Ende des Manometers wird zuletzt an den . . . . angeschlossen.

Dreiwegehahn

Hiermit ist Teil 1–1.2 abgeschlossen.
Bei richtiger Beantwortung aller Fragen der Zusammenfassung kann mit Teil 1–1.3 begonnen werden.

Bei falscher Beantwortung einiger Fragen ist vor Beginn des nächsten Kapitels eine Wiederholung der entsprechenden Abschnitte dieses Kapitels zu empfehlen.

1.3. Infusionssystem

Der dritte Hauptbestandteil der Ausrüstung zur Überwachung des zentralen Venendrucks ist ein Infusionssystem, das aus einer Flasche mit steriler Infusionslösung und einer Tropfkammer mit verbindendem Plastikschlauch — wie abgebildet — besteht.

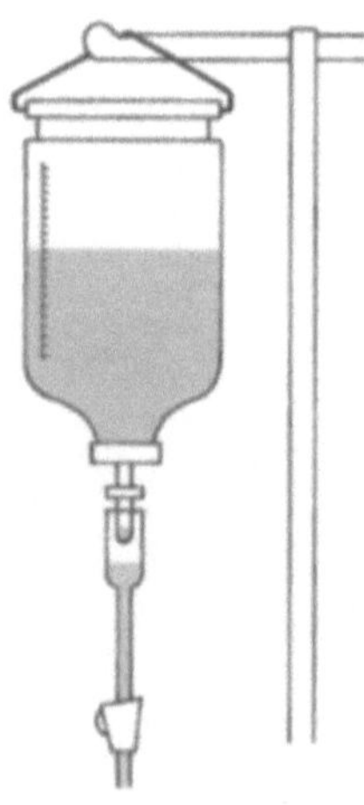

1.44. Die Infusionslösung erfüllt zwei Aufgaben. Erstens bildet sie die *„Wasser"säule im Manometer*, an der die Höhe des ZVD abgelesen werden kann. Die Infusionslösung bildet die . . . . , an der der ZVD abgelesen werden kann.

„Wasser"säule

1.45. Die zur Messung des ZVD notwendige „Wasser"säule wird von der . . . . gebildet.

Infusionslösung

1.46. Zweitens erfüllt die Infusionslösung die Aufgabe, den Venenkatheter durch einen nahezu kontinuierlichen Durchfluß *offenzuhalten*. Ein weiterer Grund für die Verwendung einer Infusionsflüssigkeit ist die Notwendigkeit, den Venenkatheter . . . .

---

offenzuhalten

1.47. Die zwei wichtigsten Gründe für die Verwendung eines Infusionssystems sind: . . . .

---

im Manometer eine „Wasser-
säule" zu bilden
den Venenkatheter offenzu-
halten (oder eine gleichbe-
deutende Antwort)

In beliebiger Reihenfolge

1.48. Jede klare, sterile Lösung, die sich für Infusionszwecke eignet, kann im ZVD-System verwendet werden. Es gibt jedoch einige Flüssigkeiten, die sich aufgrund ihrer Eigenschaften besser als andere für die Überwachung des ZVD eignen.

(siehe Punkt 1.49)

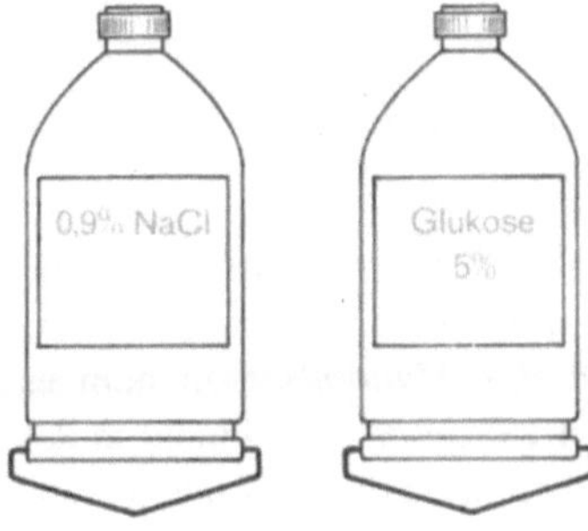

1.49. Häufig wird 5 oder 10%ige Glukose in wäßriger Lösung bei der Überwachung des ZVD verwendet. Eine *wäßrige Glukoselösung* hat jedoch einen *sauren pH*. Ein Nachteil der am häufigsten bei der Überwachung des ZVD verwendeten Glukoselösung ist ihr

. . . .

saurer pH

1.50. Trotz häufiger Anwendung hat die . . . . den Nachteil, einen sauren pH zu haben.

Glukoselösung

1.51. Saure Lösungen *reizen* das Gewebe und können daher besonders bei mehrtägiger Anwendung Venenentzündungen verursachen. Ein großer Nachteil der Glukoselösung ist ihr

saurer pH, der eine . . . . des Gewebes verursachen kann.

Reizung

1.52. Wenn Glukoselösung bei der Überwachung des ZVD benötigt wird, kann sie durch Zugabe von Natriumbikarbonat oder einem anderen handelsüblichen Präparat *neutralisiert* werden. Eine Zugabe von Natriumbikarbonat zu der Glukoselösung hat den Vorteil, die saure Reaktion der Lösung zu

. . . .

neutralisieren

1.53. Diese saure Reaktion ist deshalb unerwünscht, weil Lösungen mit einem sauren pH eine . . . . des Gewebes verursachen.

Reizung

1.54. Die gewebeschädigenden Eigenschaften des sauren pH können durch Zugabe von

. . . .

oder ähnlichen Präparaten zu der Glukoselösung vermindert oder aufgehoben werden.

Natriumbikarbonat

1.55. Eine andere Infusionslösung ist die *„physiologische" Kochsalzlösung* oder eine Vollelektrolytlösung. Diese Elektrolytlösungen sind die wohl am häufigsten bei der Überwachung des ZVD verwendeten Lösungen, da sie mit Blut *isotonisch* sind. Die physiologische Kochsalzlösung oder Vollelektrolytlösung wird zur Überwachung des ZVD bevorzugt verwendet, da sie mit Blut . . . . sind.

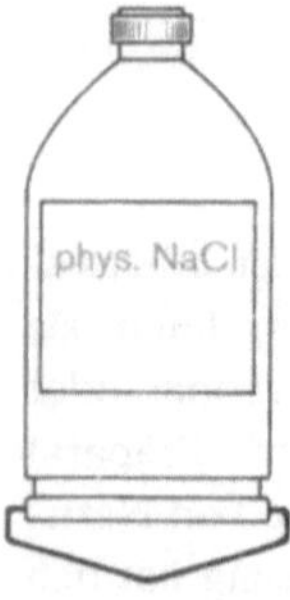

isotonisch

1.56. Eine nicht saure und isotonische Lösung ist die . . . .

physiologische Kochsalzlösung
Vollelektrolytlösung

1.57. Da die Vollelektrolytlösung keinen sauren pH hat, braucht sie nicht wie die . . . . neutralisiert werden.

Glukoselösung

1.58. Blut wird zur Bluttransfusion bei anämischen Patienten infundiert. Es ist jedoch aufgrund seiner hohen *Viskosität* (Dickflüssigkeit) *nicht* als Infusionslösung im ZVD-System geeignet. Aufgrund seiner . . . . oder seiner Dickflüssigkeit ist Blut nicht als Infusionslösung im ZVD-System geeignet.

Viskosität

1.59. Die Viskosität des Bluts führt in der Regel zu einer verminderten Infusionsgeschwindigkeit mit zunehmender Neigung zur *Bildung von Blutgerinnseln*. Blut neigt dazu, langsam zu fließen; infolgedessen, kommt es nicht selten zur . . . .

Bildung von Blutgerinnseln

1.60. Während der Messung *stagniert* die Flüssigkeit im Manometer. Deshalb gehört *Blut niemals in das Manometer*, in dem es Gerinnsel bilden würde. Blut soll nicht in das Manometer gelangen, da die Flüssigkeit während der Messung im Manometer . . . .

stagniert.

1.61. Blut (soll/soll nicht) in das Manometer gelangen.

soll nicht

1.62. Der Innendurchmesser des Venenkatheters ist klein, wodurch der *Blutfluß behindert* wird. Das kann einen Verschluß des ZVD-Systems verursachen. Der kleine Durchmesser des Venenkatheters kann zu einem . . . . führen, da der Blutfluß . . . . ist.

Verschluß
verlangsamt (oder behindert)

1.63. Bei Verschluß des Venenkatheters würde das ZVD-System nicht mehr richtig . . . .

funktionieren

1.64. Deshalb sollte bei einem Patienten, der eine Transfusion benötigt, Blut an *anderer Stelle* durch eine *weitlumige Nadel* transfundiert werden. Aufgrund der Schwierigkeit, Blut über das ZVD-System zu 'transfundieren, ist es besser, eine . . . . Nadel zu verwenden und in eine andere . . . . . . zu transfundieren.

---

große (oder weitlumige)
Vene

1.65. Glukose- oder Elektrolytlösung ist als Infusionslösung für das ZVD-System vorzuziehen, da es nicht wie das Blut zu . . . . . .

. . . .

. . . führt.

---

einer Bildung von Gerinnseln (oder einem verlangsamten Durchfluß oder einem Verschluß)

1.66. Schließlich wird das Ende des Infusionsschlauchs ebenfalls am *Dreiwegehahn* befestigt. Ebenso wie der Venenkatheter und das Manometer wird der Infusionsschlauch am . . . . befestigt.

Dreiwegehahn

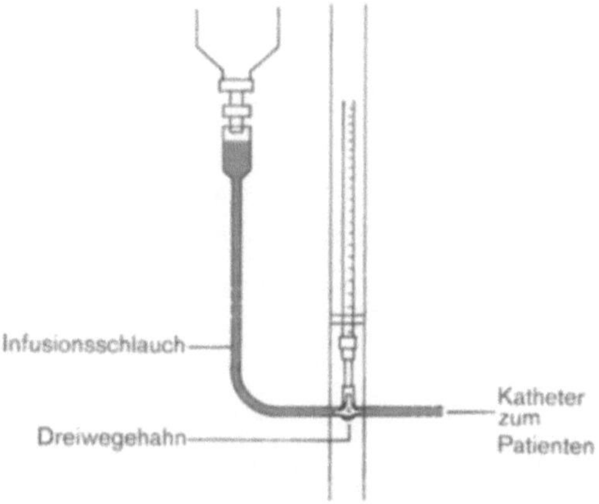

Infusionsschlauch

Dreiwegehahn

Katheter
zum
Patienten

Kurze Zusammenfassung

1.67. Zwei Gründe für die Verwendung von Infusionslösungen im ZVD-System sind:
1. . . . .
. . . .
. . . .
2. . . . .
. . . .

---

1. die Flüssigkeit dient als „Wasser''säule im Manometer
2. hält den Venenkatheter offen

1.68. Häufig wird 5 oder 10%ige Glukoselösung als Infusionslösung verwendet, obwohl sie das Gewebe aufgrund ihres . . . . , reizt.

---

sauren pH

1.69. Die saure Reaktion der Lösung sollte . . . . werden, wenn sie mehrere Tage lang infundiert werden muß.

---

neutralisiert

1.70. Eine Neutralisierung der Lösung erhält man durch Zugabe einer vorgeschriebenen Menge von . . . . oder eines ähnlichen Präparats.

Natriumbikarbonat

1.71. Aufgrund seiner Isotonie sollte die
. . . .
oder eine andere . . . .
. . . . der Glukoselösung vorgezogen werden.

---

physiologische Kochsalzlösung
Vollelektrolytlösung

1.72. Blut wird aus verschiedenen Gründen normalerweise nicht über das ZVD-System infundiert, da z. B. der Blutfluß durch den geringen Innendurchmesser des Venenkatheters . . . . wird.

---

behindert (oder verlangsamt)

1.73. Blut darf nicht in das Manometer gelangen, da die Flüssigkeit während der Messung in der Säule . . . .

---

stagniert

1.74. Aufgrund der Viskosität des Bluts und der langsamen Flußrate besteht immer die Möglichkeit der . . . .
. . . .

Bildung von Gerinnseln

1.75. Deshalb sollte Blut, wenn eine Bluttransfusion für den Patienten erforderlich wird, getrennt über eine zusätzliche . . . . . . transfundiert werden.

Vene (Transfusionssystem)

1.76. Zuletzt wird das Ende des Infusionsschlauchs mit dem . . . .
. . . . verbunden.

Dreiwegehahn

Hiermit ist Teil 1.–1.3 abgeschlossen.
Bei richtiger Beantwortung aller Fragen der Zusammenfassung kann mit Teil 1–1.4 begonnen werden.
Bei falscher Beantwortung einiger Fragen der Zusammenfassung ist vor Beginn des nächsten Kapitels eine Wiederholung der entsprechenden Abschnitte dieses Kapitels zu empfehlen.

1.4. Dreiwegehahn

Hier soll der vierte Hauptbestandteil, nämlich der Dreiwegehahn, behandelt werden, der die Flußrichtung zwischen Infusionslösung, Manometer und Venenkatheter reguliert. Die Abbildung zeigt einen Dreiwegehahn, der zuerst behandelt werden soll.

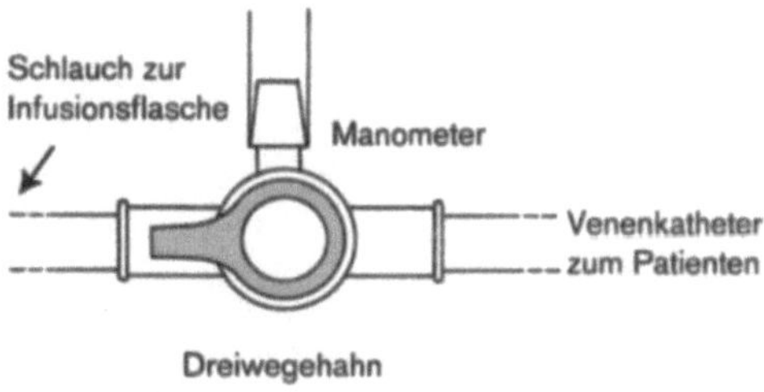

Jeder Dreiwegehahn hat *drei Grundstellungen.* Er kann so eingestellt werden, daß die Flüssigkeit vom:
1. Infusionssystem zum Manometer,
2. vom Infusionssystem zum Patienten,
3. vom Manometer zum Patienten fließt.

1.77. Für die Bestimmung der Flußrichtung läßt sich der Dreiwegehahn in eine der . . . . . . Grundstellungen drehen.

---

drei

1.78. Wenn die Nase des Stellgriffs am Dreiwegehahn zu einer der drei Schlauchverbindungen gedreht wird, wird der *Flüssigkeitszu-*

fluß aus dem entsprechenden Schlauch *unterbrochen.* Wenn der Stellgriff zum Infusionssystem gedreht wird, wird der Zufluß aus dem Infusionsschlauch . . . .
. . . .

---

unterbrochen

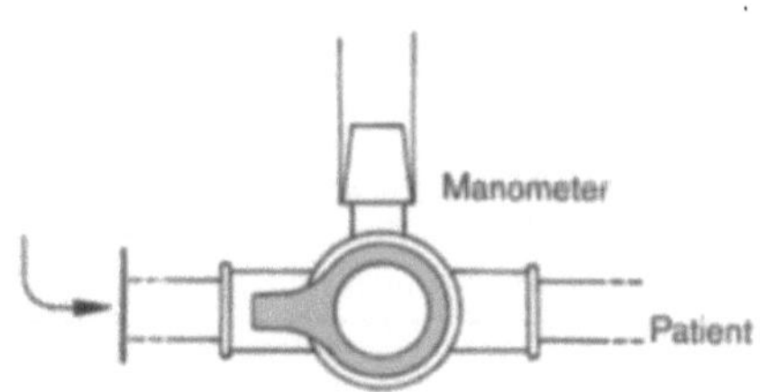

1.79. Die Nase des Stellgriffs zeigt zum Infusionsschlauch. Der Flüssigkeitszustrom aus dem . . . . ist unterbrochen.

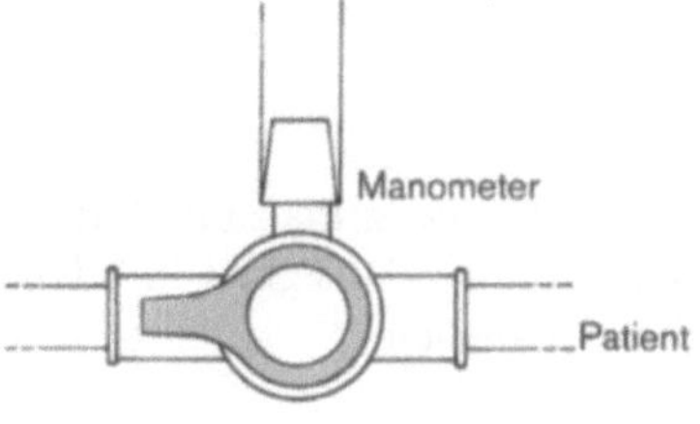

Infusionssystem

1.80. In dieser Abbildung zeigt die Nase des Stellgriffs zum Venenkatheter. Die Flüssigkeit kann nicht zum . . . . fließen.

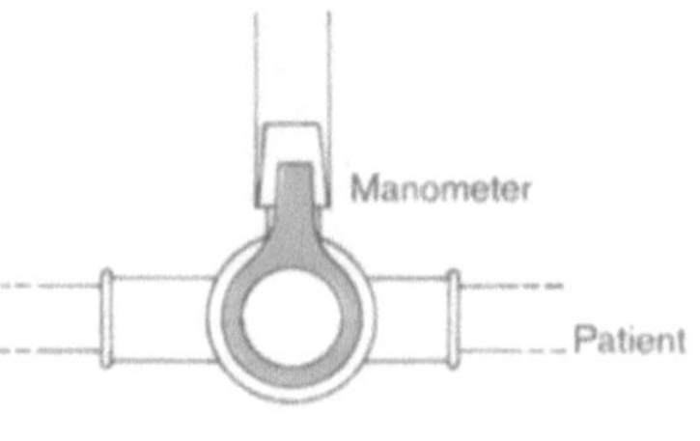

kann keine

Patienten (oder Venenkatheter)

1.84. Die Abbildung zeigt die gleiche Stellung wie in Punkt 1.83. Deute die Flußrichtung mit einem Pfeil an.

1.81. In der Abbildung von Punkt 1.80 *kann* die Flüssigkeit vom . . . .
. . . . zum . . . .
. . . . fließen.

Infusionssystem
Manometer

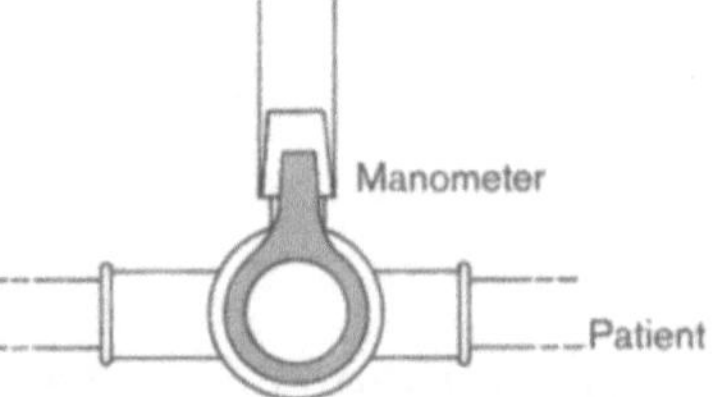

1.82. Beim Dreiwegehahn zeigt die Nase des Stellgriffs auf den Anschluß, der . . . . . .
. . . . ist.

unterbrochen

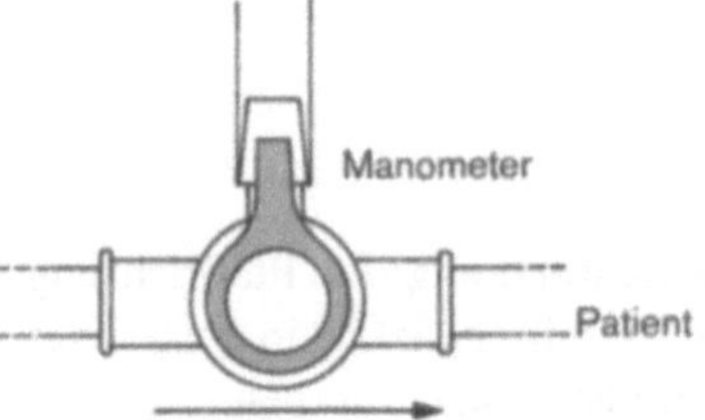

1.83. Beim Drehen des Stellgriffs zum Manometer (kann/kann keine) Flüssigkeit in oder aus dem Manometer fließen.

1.85. Benenne in jeder dieser Abbildungen den Anschluß bzw. den Schlauch, der geschlossen ist.

1.86. Deute in jeder Abbildung mit einem Pfeil die Flußrichtung an.

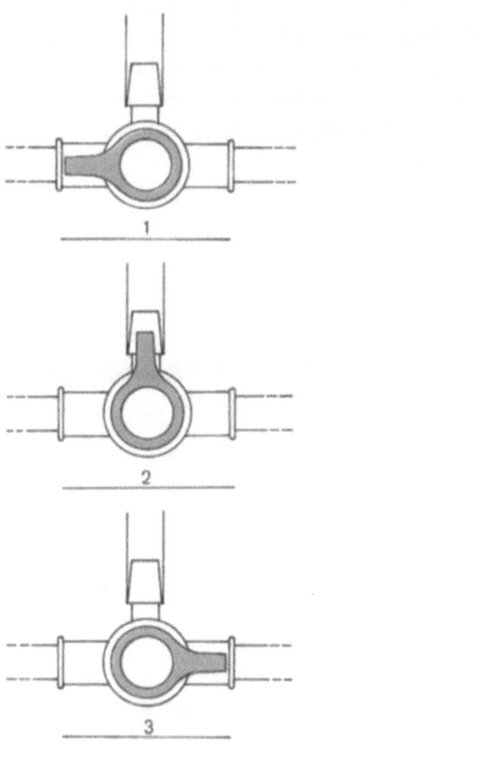

1. Manometer
2. Patient (Venenkatheter)
3. Infusionssystem

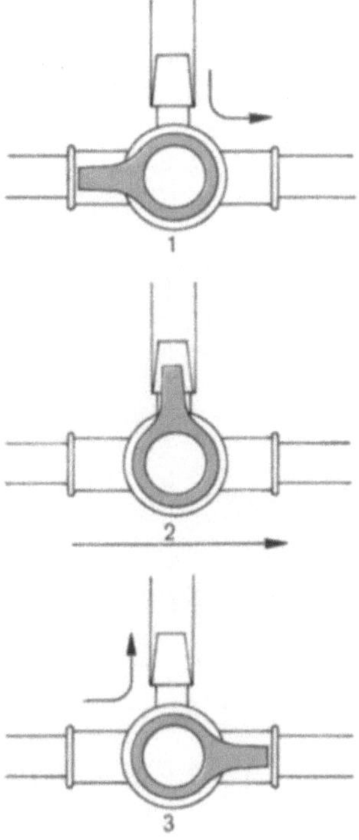

Hiermit ist der sich mit dem Instrumentarium beschäftigende Teil 1 abgeschlossen.

Man sollte jetzt in der Lage sein, alle zur Messung des ZVD erforderlichen Ausrüstungsbestandteile zu erkennen und die Funktion jedes einzelnen Teils zu verstehen.

Bei falscher Beantwortung einiger Fragen ist vor Beginn des nächsten Teils eine Wiederholung der entsprechenden Kapitel zu empfehlen. Andernfalls kann mit Teil 2, der sich mit den theoretischen Grundlagen, oder mit Teil 3, der sich mit der Durchführung der Messung befaßt, begonnen werden.

Teil 2
Theoretische Grundlagen

2.1. Definition des zentralen Venendrucks

Eine sinnvolle Deutung der Meßergebnisse ist nur bei Kenntnis der theoretischen Grundlagen des zentralen Venendrucks möglich. Ebenso ist zum Verständnis eine Definition unerläßlich.

2.1. Den zentralen Venendruck kann man als *Druck des venösen Bluts* im rechten Vorhof definieren. Im rechten Vorhof entspricht der ZVD dem Druck des . . . .

---

venösen Bluts

2.2. Der ZVD gibt den . . . . des venösen Bluts im rechten Vorhof an.

Druck

2.3. Der *venöse Blutdruck* in den herznahen Venen — in der *vena cava inferior* (untere Hohlvene) und der *vena cava superior* (obere Hohlvene) — ist mit dem im rechten Vorhof vergleichbar. Der ZVD des rechten Vorhofs ist mit dem ZVD in den beiden . . . . innerhalb des Thorax zu vergleichen.

Hohlvenen (venae cavae)

2.4. Der ZVD gibt Auskunft über den . . . . im rechten Vorhof bzw. in den Hohlvenen.

Venendruck

2.5. Die Messung des venösen Drucks im . . . . ist mit dem in den . . . . vergleichbar.

---

rechten Vorhof
Hohlvenen

2.6. Die Messung des venösen Drucks gibt Aufschluß über die *Wechselwirkungen* von drei wichtigen Faktoren.:
1. des Gefäßtonus
2. der Leistungsfähigkeit des Herzens
3. des Blutvolumens
Der ZVD gibt Aufschluß über die . . . . dieser Faktoren.

Wechselwirkungen

2.7. Der *Gefäßtonus* kommt bei merklicher Vasokonstriktion (Gefäßverengung) bzw. Vasodilatation (Gefäßerweiterung) in der ZVD Messung zum Ausdruck. Einer dieser

3 Faktoren, die in der ZVD Messung zum Ausdruck kommen, ist der . . . ., der seinerseits Auskunft über die Beschaffenheit der Gefäße gibt.

Gefäßtonus

2.8. Bei einem *insuffizient arbeitenden Herzen* kann seine verminderte Leistungsfähigkeit die ZVD Messung beeinflussen. Als zweiter Faktor verändert eine verminderte Leistungsfähigkeit des Herzens bei Vorliegen einer . . . . den ZVD.

Herzinsuffizienz

2.9. Der ZVD spiegelt die Wechselwirkungen von drei wichtigen Faktoren wieder. Zwei dieser Faktoren sind . . . . und . . . .

---

1. Gefäßtonus
2. Leistungsfähigkeit des Herzens } In beliebiger Reihenfolge

2.10. Da die ZVD Messung eine vom Volumen abhängige Druckmessung ist, spielt auch das *Blutvolumen* beim ZVD eine Rolle. Als dritter Faktor bestimmt das . . . . den Druck im venösen Kreislauf.

Blutvolumen

2.11. Drei wichtige Faktoren, die die ZVD Messungen aufgrund ihrer Wechselwirkungen verändern, sind:

1. . . . .
2. . . . .
3. . . . .

---

1. Gefäßtonus
2. Leistungsfähigkeit des Herzens
3. Blutvolumen } In beliebiger Reihenfolge

2.12. Folglich wird der ZVD bei *sich veränderndem Blutvolumen* und bei *abnehmender Leistungsfähigkeit* des Herzens überwacht. Die Messung des ZVD wird durchgeführt, wenn das Blutvolumen . . . . und die Leistungsfähigkeit des Herzens . . . .

---

sich verändert
abnimmt

2.13. Wechselndes . . . . . . volumen und abnehmende Leistungsfähigkeit des . . . . können durch Messung des ZVD überwacht werden.

Blut
Herzens

2.14. Das ZVD System kann zur Überwachung eines wechselnden . . . . verwendet werden.

Blutvolumens
Leistungsfähigkeit des Herzens } In beliebiger Reihenfolge

2.15. Aufgrund der Tatsache, daß der ZVD die Wechselwirkungen zwischen Gefäßtonus, Leistungsfähigkeit des Herzens und Blutvolumen wiederspiegelt, ist dieses System zur *Überwachung der Flüssigkeitstherapie* nützlich. Ein Bereich, in dem die ZVD Messung häufig angewandt wird, ist die Überwachung der . . . .

Flüssigkeitstherapie

2.16. Zur Überwachung der Flüssigkeitstherapie sind neben der Messung des ZVD die Bestimmung des *arteriellen Blutdrucks* und der *stündlichen Urinausscheidung* erforderlich. Die Bestimmung des ZVD und des arteriellen . . . . sowie der stündlichen Urinausscheidung ist zur Überwachung der Flüssigkeitstherapie erforderlich.

Blutdrucks

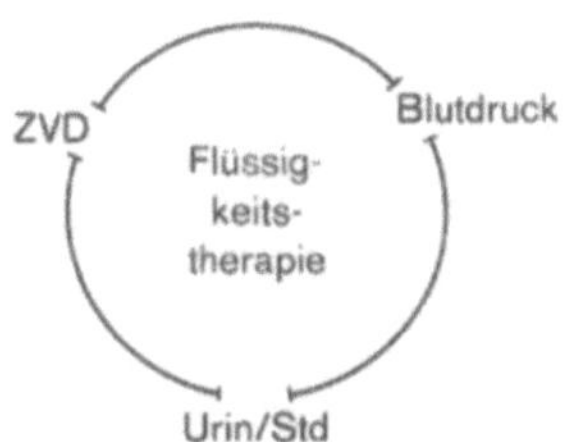

2.17. Während der ZVD Auskunft über die Leistungsfähigkeit des rechten Herzens gibt, spiegeln der *arterielle Blutdruck* und die *Urinausscheidung* die Leistungsfähigkeit des linken Herzens wieder. Die Leistungsfähigkeit des linken Herzens läßt sich durch Messung des . . . . und der . . . .

. . . .
beurteilen.

---

arteriellen Blutdrucks ⎫ In beliebiger
stündlichen Urinausscheidung ⎭ Reihenfolge

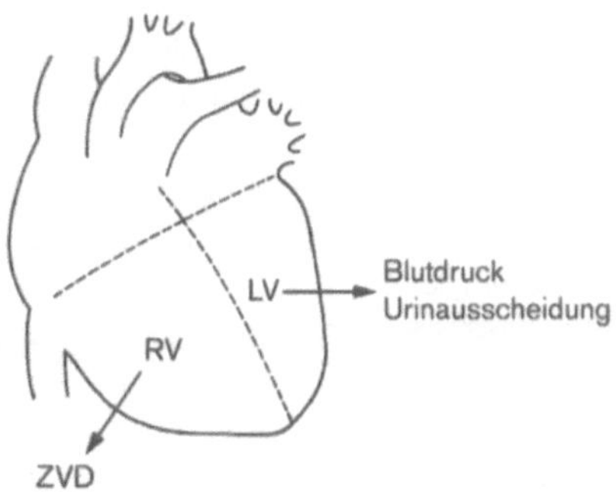

2.18. Geschwindigkeit der Flüssigkeitszufuhr und deren Menge werden durch Bestimmung des . . . . . , des . . . . und der . . . . überwacht.

ZVD
arteriellen Blutdrucks
Urinausscheidung

2.19. Bei richtiger Lage des Katheters kann dieser auch für andere Zwecke verwendet werden wie zum Beispiel für die intravenöse Verabreichung von *Medikamenten* und hyperosmolaren Lösungen. Der richtig liegende Venenkatheter erlaubt die intravenöse Gabe von . . . .

Medikamenten
Hyperosmolaren Lösungen

2.20. Über den Venenkatheter kann auch ein *Herzschrittmacher* eingeführt werden. Der

Venenkatheter ermöglicht bei Bedarf das Einführen eines . . . .

. . . .

Herzschrittmachers

2.21. Das ZVD System kann außer für die Überwachung der Kreislaufsituation des Patienten zur Infusion von . . . . ,

. . . . und zum Einführen eines

. . . .

. . . benützt werden.

Medikamenten
Hyperosmolaren Lösungen
Herzschrittmachers

2.22. Wenn ZVD-Messungen zur Überwachung eines Patienten gebraucht werden, *müssen die Bestimmungen stündlich* erfolgen. In der Regel werden Messungen des ZVD . . . . durchgeführt.

---

stündlich

2.23. Korrekte Meßergebnisse zu gewinnen, ist sehr wichtig. Zu ihrer Interpretation ist jedoch der *Trend* der Messungen besonders aufschlußreich. Besonders aufschlußreich ist der . . . . der Messungen.

Trend

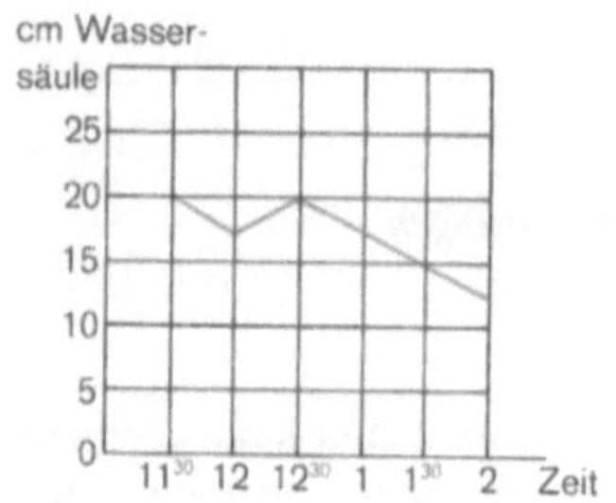

2.24 Bei routinemäßigen . . . .

. . . . Messungen ist es wichtig, auf den . . . . der Messungen zu achten.

---

stündlichen
Trend

2.25. Bei der Verlaufsbeobachtung muß eine *plötzliche Zunahme oder Abnahme* des ZVD dem Arzt gemeldet werden, da sie eine plötzliche Änderung im Zustand des Patienten signalisiert. Eine . . . . Zunahme oder Abnahme des ZVD muß dem Arzt gemeldet werden.

---

plötzliche

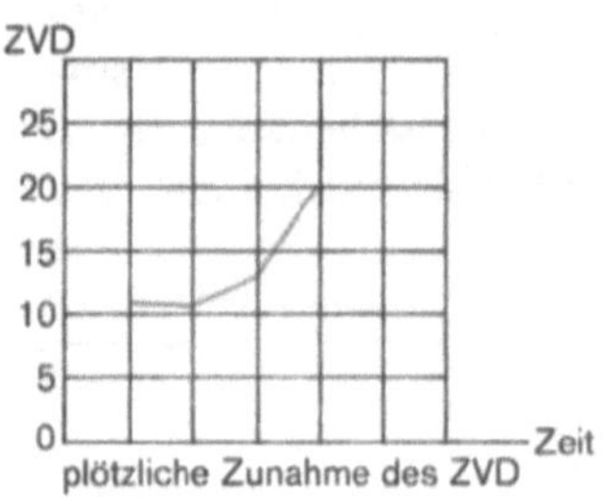

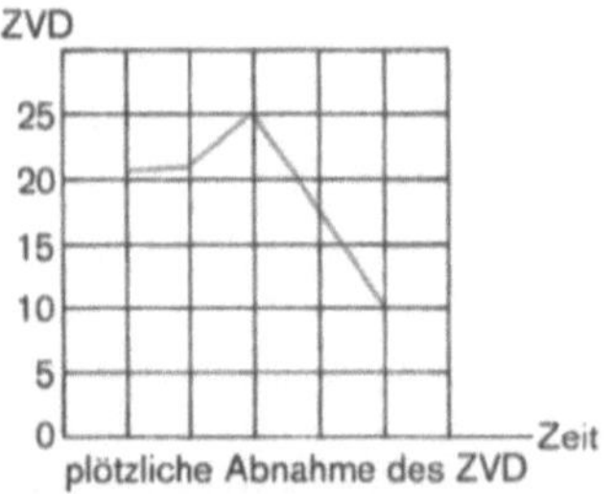

2.26. Es ist wichtig, eine plötzliche . . . . oder . . . . des ZVD zu erkennen und dem Arzt zu melden.

Zunahme } In beliebiger
Abnahme } Reihenfolge

2.27. Letztlich ist es ein großer Nachteil der ZVD-Messung, daß nur der Druck des *rechten* Vorhofs gemessen wird. Bestimmungen des ZVD geben lediglich den Druck im . . . . Vorhof wieder.

___

rechten

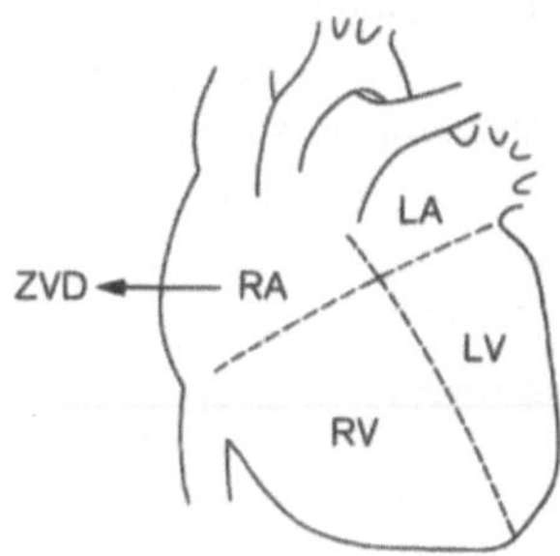

2.28. Da der ZVD nur den Venendruck im rechten Herzen wiedergibt, *gibt* er über den Venendruck im *linken Herzen keine Auskunft.* ZVD-Messungen geben keine Auskunft über den venösen Druck im (rechten/linken) Herzen.

___

linken

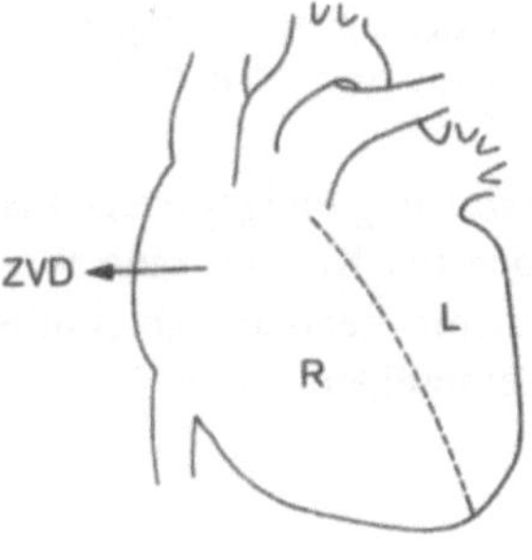

2.29. Wenn bei einem Patienten mit beginnendem Lungenödem das linke Herz insuffizient ist, wird am ZVD im Anfang (ein/kein) Venendruckanstieg erkennbar, da bei der

Messung des ZVD nur der Venendruck vor dem . . . . erfaßt wird.

___

kein
rechten Herzen

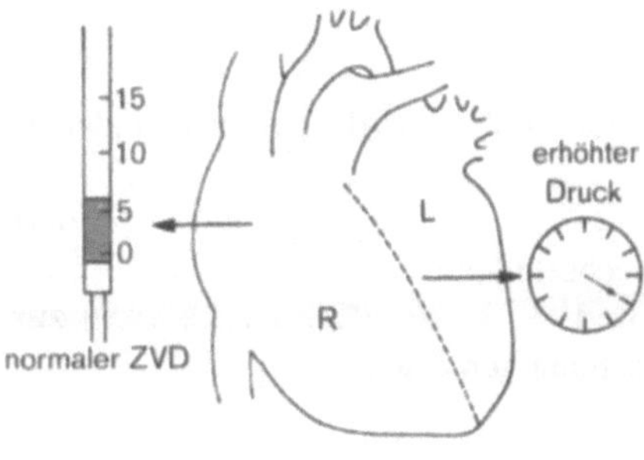

Kurze Zusammenfassung

2.30. Der ZVD gibt den . . . . des venösen Bluts im rechten Vorhof wieder.

___

Druck

2.31. Die Messung des Venendrucks im . . . . ent- spricht dem in den . . . .

___

rechten Vorhof
venae cavae (Hohlvenen)

2.32. Die Messung des ZVD spiegelt die Wechselwirkungen von drei wichtigen Faktoren wieder. Nenne diese Faktoren:
1. . . . .

2. . . . .
3. . . . .

---

1. Gefäßtonus
2. Leistungsfähigkeit des Herzens
3. Blutvolumen

2.33. Der ZVD wird bei verminderter
. . . .
. . . . und
bei wechselndem . . . .
. . . und . . . . zur
Überwachung gemessen.

Leistungsfähigkeit des Herzens
Blutvolumen
Gefäßtonus

2.34. Für eine ordnungsmäßige Überwachung der Flüsigkeitstherapie müssen der
. . . . . . , der . . . .
. . . . und die . . . . . .
. . . .
. . . . . gemessen und gewertet werden.

ZVD
arterielle Blutdruck
stündliche Urinausscheidung

2.35 Weitere Anwendungsmöglichkeiten des
Venenkatheters sind: die . . . .
. . . . ,
die . . . .
. . und die . . . .
. . . .
. . . .

---

intravenöse Infusion von Medikamenten
Infusion hyperosmolarer Lösungen
Einführung eines Herzschrittmachers

2.36. In der Regel wird der ZVD . . . . .
. . . . gemessen.

---

stündlich

2.37. Bei mehrfachen, regelmäßigen Messungen des ZVD ist es sehr wichtig, den
. . . . der Messungen zu beachten
und jede . . . .
. . . . oder . . . .
des ZVD dem Arzt zu melden.

Trend
plötzliche Zunahme
Abnahme

2.38. Ein Nachteil der ZVD-Messung ist,
daß lediglich der venöse Druck des
. . . . Herzens beurteilt werden kann.

---

rechten

Hiermit ist Teil 2–2.1 abgeschlossen.
Bei richtiger Beantwortung aller Fragen der
Zusammenfassung kann mit Teil 2–2.2 begonnen werden.
Bei falscher Beantwortung einiger Fragen ist
vor Beginn des nächsten Kapitels eine Wiederholung der entsprechenden Abschnitte
dieses Kapitels zu empfehlen.

2.2. Beurteilung der Meßergebnisse

Der Normalbereich des ZVD kann in zwei Richtungen überschritten werden, d. h. der ZVD kann erhöht oder erniedrigt sein. Die Schwester sollte die Ursache jeder Abweichung von der Norm kennen, um auf entsprechende Gegenmaßnahmen vorbereitet zu sein.

2.39. Fehlmessungen kommen gelegentlich vor[1], doch haben wirkliche Erhöhungen bestimmbare Ursachen. Ein erhöhter ZVD kann z. B. im Zusammenhang mit einer verminderten Urinausscheidung das Frühzeichen einer . . . . des rechten Herzens sein.

Insuffizienz

2.40. Rechtsherzversagen kann einen erhöhten ZVD zur Folge haben, besonders wenn es – wie die Linksherzinsuffizienz – mit einer verminderten Urinausscheidung einhergeht. Rechtsherzversagen kann aufgrund eines erhöhten . . . . und einer verminderten . . . . erkannt werden.

ZVD
Urinausscheidung

---

[1] (Siehe Teil 3.3)

2.41. Da bei der Messung des ZVD nur der venöse Druck im *rechten* Herzen bestimmt wird, verursacht ein Versagen des . . . . Herzens eine . . . . des ZVD, die mit einer . . . . Urinausscheidung einhergeht.

---

rechten
Erhöhung
verminderten

2.42. Deshalb wird beim beginnenden Linksherzversagen der ZVD (erhöht, erniedrigt, unverändert) sein.

---

unverändert

2.43. Ein erhöhter ZVD mit verminderter Urinausscheidung ist ein Frühzeichen des . . . .

Rechtsherzversagens

2.44. Die *Vasokonstriktion* ist eine weitere Ursache des erhöhten ZVD. Neben dem Rechtsherzversagen wird eine Erhöhung des

ZVD auch bei der . . . .
. . . . beobachtet.

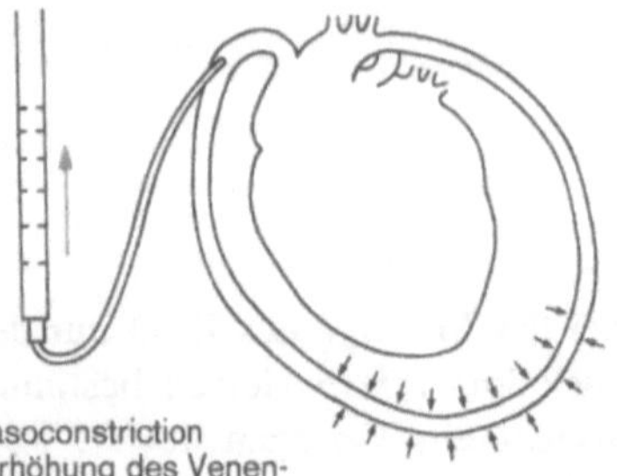

Vasoconstriction
(Erhöhung des Venen-
tonus und des ZVD)

Vasokonstriktion

2.45. Die Vasokonstriktion kann anfänglich ein normaler *Gegenregulationsmechanismus* beim Schock sein und zu einer Erhöhung des ZVD führen. Die Vasokonstriktion kann anfänglich Folge des Gegenregulationsmechanismus beim . . . . sein.

Schock

2.46. Im beginnenden Schock kann eine . . . . beobachtet werden; sie bewirkt eine Erhöhung des ZVD.

Vasokonstriktion

2.47. Eine Erhöhung des ZVD kann eine *Hypervolämie*, d. h. eine *Zunahme* des Blutvolumens anzeigen. Der ZVD ist bei . . . . des Blutvolumens erhöht.

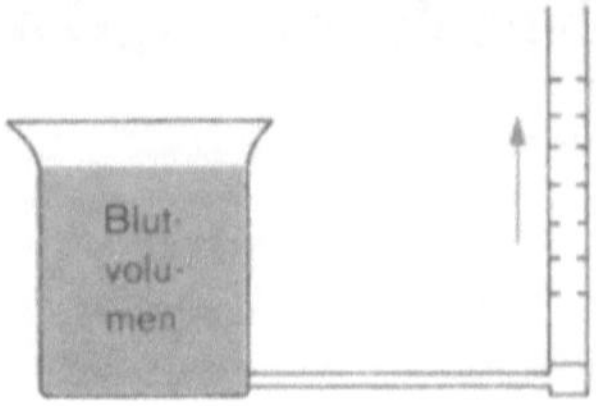

Hypervolämie
Erhöhung des Venen-
drucks und des ZVD

Zunahme

2.48. Eine Zunahme des Blutvolumens oder eine . . . . ist eine dritte Ursache für eine Erhöhung des ZVD.

Hypervolämie

2.49. Die drei Ursachen einer Erhöhung des ZVD sind:
1. . . . .
. . . .
2. . . . .
. . . .
3. . . . .
. . . .

1. Rechtsherzversagen
2. Vasokonstriktion   } In beliebiger Reihenfolge
3. Hypervolämie

2.50. Es ist wichtig zu beachten, daß bei vermindertem Blutvolumen mit nachfolgender Vasokonstriktion ein erhöhter ZVD ebenso beobachtet wird wie bei einer Hypervolämie, d. h. der Zunahme des Blutvolumens. Deshalb kann eine Beurteilung des klinischen

Bildes nicht nur auf dem Ergebnis der ZVD-Messung beruhen, sondern muß sich auf *Beobachtung des Patienten* und auf *Laboruntersuchungen* stützen.

(Siehe Punkt 2.51)

2.51. Der Zustand des Patienten kann aufgrund eines erhöhten ZVD allein nicht ausreichend beurteilt werden. Für eine korrekte Beurteilung sind . . . .

. . . .

und . . . .

erforderlich.

Beobachtung des Patienten
Laboruntersuchungen

2.52. Darüberhinaus müssen bei erhöhtem ZVD die Zufuhr von *Flüssigkeit* und/oder die Gabe von *blutdrucksteigernden Medikamenten* mit besonderer Vorsicht erfolgen. Bei erhöhtem ZVD ist bei der Verabreichung von . . . . und/oder

. . . .

Medikamenten Vorsicht geboten.

Flüssigkeit
blutdrucksteigernden

2.53. Da sie den ZVD weiter erhöhen können, müssen einem Patienten mit bereits erhöhtem ZVD . . . .

. . . .

. . . . und . . . .

. . . .

. . . . mit besonderer Vorsicht gegeben werden.

Flüssigkeit
blutdrucksteigernde } In beliebiger
Medikamente } Reihenfolge

2.54. Drei Ursachen erhöhter ZVD-Werte sind:

1. . . . .
. . . . .

2. . . . .
. . . .

3. . . . .
. . . .

1. Rechtsherzversagen } In beliebiger
2. Vasokonstriktion } Reihenfolge
3. Hypervolämie }

2.55. Andererseits kann ein erniedrigter ZVD durch eine Hypovolämie, d. h. ein *vermindertes Blutvolumen* im Bereich der herznahen Venen, verursacht werden. Der ZVD nimmt entsprechend der Abnahme des . . . . ab.

Verminderung des Volumens in den herznahen Venen erniedrigt den Venendruck und den ZVD

Blutvolumens

2.56. Eine Verminderung des Blutvolumen *im Bereich der herznahen Venen* kann indirekt als Folge einer *Vasodilatation* oder direkt als Folge einer *verminderten Gesamtblutmenge* auftreten. Der ZVD nimmt bei einem verminderten . . . . im venösen Kreislauf direkt oder indirekt ab.

Vasodilatation
erniedrigt den Venentonus und
den ZVD

Blutvolumen

2.57. Eine Verminderung des Blutvolumens wird ebenso wie eine . . . . , die das Blutvolumen im Bereich der herznahen Venen vermindert, zu einer Erniedrigung des ZVD führen.

Vasodilatation

2.58. Sowohl die . . . . `
. . . .
. . . . als auch die . . . .
. . . .
. . . . führen zu einer Erniedrigung des ZVD, da die Blutmenge vermindert ist.

Vasodilatation
Verminderung des
Blutvolumens } In beliebiger Reihenfolge

Kurze Zusammenfassung

2.59. Eine Zunahme des ZVD wird bei Fällen von . . . . ,

. . . . und . . . .
. . . . beobachtet.

Rechtsherzversagen
Vasokonstriktion } In beliebiger
Hypervolämie Reihenfolge

2.60. Bei einem Patienten mit Rechtsherzversagen geht der erhöhte ZVD mit einer

. . . .
. . . . einher.

---

verminderten Urinausscheidung

2.61. Die Vasokonstriktion, als . . . . . .
. . . .
. . . .
. . . . , bewirkt anfänglich, eine Erhöhung des ZVD.

Gegenregulationsmechanismus beim Schock

2.62. Eine . . . . des Blutvolumens erhöht den ZVD.

Zunahme (Hypervolämie)

2.63. Für eine gründliche Beurteilung des Patienten sind neben der Messung des arteriellen Blutdrucks, der Urinausscheidung und des ZVD . . . .
. . . . und . . . .
. . . . erforderlich.

Klinische Beobachtung
Laboruntersuchungen

2.64. Bei erhöhtem ZVD ist bei der Zufuhr von . . . .

. . . .

. . . . . und/oder . . . .

. . . .

. . . . Vorsicht geboten.

Flüssigkeit
blutdrucksteigernden } In beliebiger
Medikamenten Reihenfolge

2.65. Ganz allgemein wird ein erniedrigter ZVD durch eine Verminderung des . . . . im Bereich der herznahen Venen verursacht.

Blutvolumens

2.66. Das Blutvolumen in den herznahen Venen vermindert sich als Folge einer

. . . .

. . . . oder eines . . . . .

. . . .

. . . .

Vasodilatation } In beliebiger
verminderten Blutvolumens Reihenfolge

Hiermit ist Teil 2, Theoretische Grundlagen abgeschlossen.

Man sollte jetzt Bedeutung und Verwendungsmöglichkeiten des ZVD kennen und in der Lage sein, von der Norm abweichende Werte zu interpretieren. Bei falscher Beantwortung der Fragen der Zusammenfassung ist eine Wiederholung der entsprechenden Abschnitte zu empfehlen. Bei richtiger Beantwortung aller Fragen kann mit Teil 1, Instrumentarium begonnen werden, wenn es noch nicht bearbeitet wurde; andernfalls beginne man mit Teil 3, Durchführung der Messung.

Teil 3
Durchführung der Messung

3.1. Prüfung des ZVD-Systems

Eine regelmäßige Überprüfung des ZVD-Systems ist ein wichtiger Bestandteil jeder Messung. Folgendes muß geprüft werden: 1. sichere Verbindung der Einzelteile, 2. Luftleere im Infusionssystem und Venenkatheter, 3. ausreichende Flüssigkeitsmenge in der Infusionsflasche, 4. genügende bzw. vorgeschriebene Infusionsgeschwindigkeit und 5. knickfreier Verlauf aller Schläuche. Diese Vorsichtsmaßregeln müssen bei jeder Infusion beachtet werden. Deshalb werden im folgenden lediglich die für die Überwachung des ZVD spezifischen Regeln berücksichtigt.

3.1. Die zur Überwachung des ZVD am besten geeigneten Infusionsflüssigkeiten sind *klare Lösungen*, da sie die „Wasser"säule im in Zentimetern Wasserdruck geeichten Manometer bilden.[1] Deshalb muß eine für die ZVD-Überwachung geeignete Flüssigkeit immer . . . . . . sein.

---

klar

3.2. Da das Manometer in Zentimetern Wasserdruck geeicht ist, sind . . . . Lösungen für das ZVD-System am besten geeignet.

---

klare

---

[1] (Geeignete Infusionsflüssigkeiten werden in Teil 1.3 besprochen).

3.3. Blut und Plasma sind keine . . . . Lösungen wie z.B. Wasser und ermöglichen kein genaues Ablesen am Manometer.

---

klaren

3.4. Es ist wichtig, die Position des Manometers zu überprüfen. Sie sollte vor Beginn der Messung durch den Arzt bestimmt werden. Der *Nullpunkt* des Manometers muß mit der Höhe des *rechten Vorhofs* des Patienten übereinstimmen. Das Manometer befindet sich in richtiger Höhe, wenn der Nullpunkt sich in Höhe des . . . . des Patienten befindet.

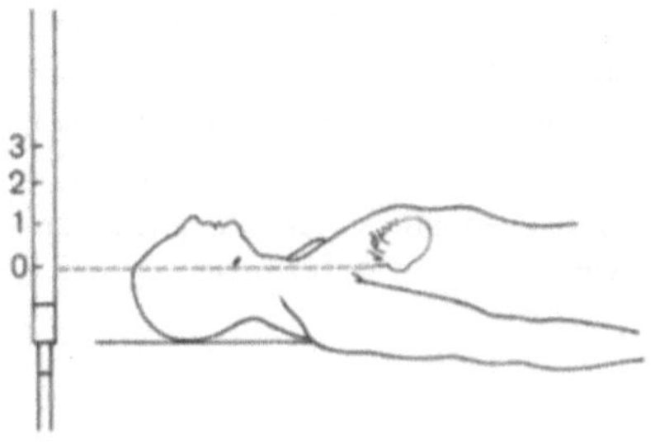

---

rechten Vorhofs

3.5. Der rechte Vorhof des Patienten muß sich mit dem . . . . des Manometers in gleicher Höhe befinden.

Nullpunkt

3.6. Der rechte Vorhof liegt zwischen der *oberen Drittellinie* und der *Mittellinie* des anterior-posterioren Durchmessers des Brustkorbs, d. h. in der Medioaxillarlinie. Eine Linie zwischen oberem Drittel und der Hälfte des anterior-posterioren Durchmessers des Brustkorbs in Höhe der Medioaxillarlinie gibt die Höhe des . . . . an.

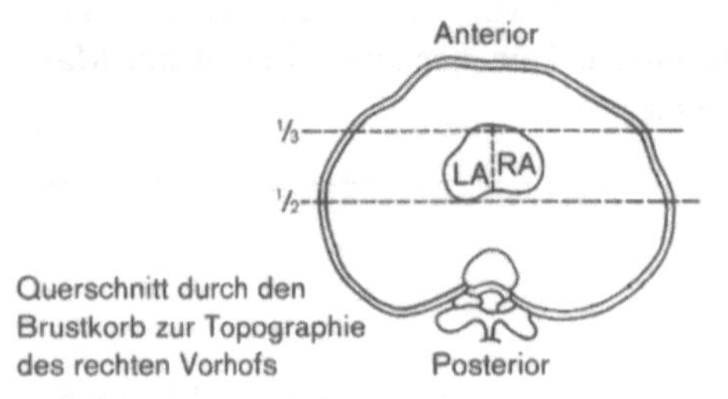

rechten Vorhofs

3.7. Es ist zweckmäßig, durch ein kleines Kreuz die Höhe des rechten Vorhofs auf den Burstkorb des Patienten zu markieren. Diese Markierung liegt zwischen dem oberen . . . . und der . . . . des anterior-posterioren Durchmessers des Brustkorbs.

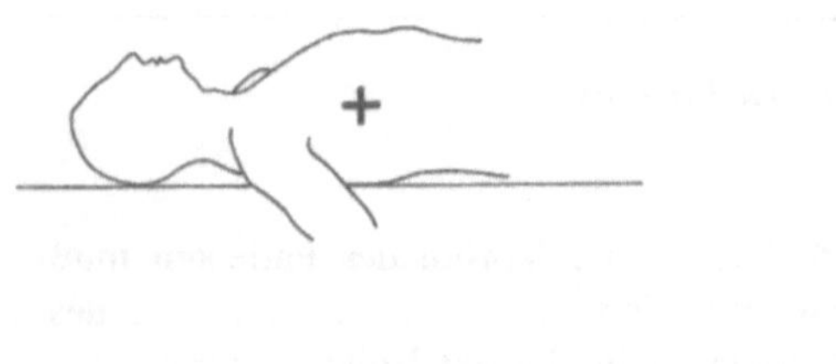

Drittel
Hälfte

3.8. Die Mitte zwischen oberer Drittellinie und Mittellinie des . . . . Durchmessers des Brustkorbs in Höhe der *Medioaxillarlinie* soll durch ein Kreuz markiert werden.

anterior-posterioren

3.9. Zusätzlich zur Lokalisation zwischen oberer Drittellinie und Mittellinie des anterior-posterioren Durchmessers des Brustkorbs muß sich das Kreuz auch in Höhe der . . . . befinden.

Medioaxillarlinie

3.10. Der Nullpunkt des Manometers und der Markierungspunkt am Patienten in Höhe des rechten Vorhofs müssen in einer Ebene liegen. Die Verbindungslinie zwischen beiden Punkten kann mit einer Wasserwaage in der Horizontalen eingestellt werden.

3.11. Um eine exakte Messung durchzuführen, muß die Verbindungslinie zwischen Nullpunkt und Meßpunkt am Patienten . . . . verlaufen.

horizontal

3.12. Das Manometer ist in der richtigen Höhe angebracht, wenn der Nullpunkt sich in derselben Höhe wie der Bezugspunkt des rechten Vorhofs am Patienten befindet. Der Verbindungspunkt zwischen dem Nullpunkt und dem Bezugspunkt am Patienten kann mit einer . . . . horizontal eingestellt werden.

Wasserwaage

3.13. Beschreibe kurz, an welcher Stelle dem Patienten ein Kreuz aufgemalt werden muß, wenn damit die Höhe des rechten Vorhofs und die korrekte Position des Manometernullpunkts angegeben werden sollen.

Das Kreuz befindet sich zwischen der oberen Drittellinie und der Mittellinie des anterior-posterioren Durchmessers des Brustkorbs in Höhe der Medioaxillarlinie. (oder eine ähnliche Antwort)

3.14. Auch die Funktion des Dreiwegehahns muß geprüft werden. Zwischen den Messungen muß der Dreiwegehahn so stehen, daß Flüssigkeit vom *Infusionssystem zum Patienten* fließen kann. Bezeichne den Dreiwegehahn, der diese Anforderungen erfüllt.

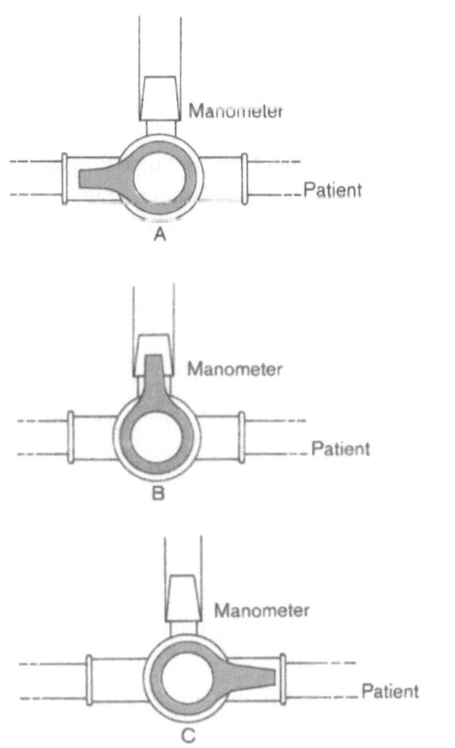

---

richtige Antwort B
(Ein Überblick über die verschiedenen Stellungen von Dreiwegehähnen findet sich in Teil 1.4).

3.15. Die richtige Stellung des Dreiwegehahns wie in Abb. 42 ermöglicht, daß Flüssigkeit vom . . . . zum . . . . fließt.

Infusionssystem
Patienten

3.16. Schließlich ist es wichtig zu prüfen, ob der *sterile Verband* über der Eintrittsstelle des Katheters in die Vene trocken oder durchnäßt ist. Komplikationen an der Eintrittsstelle des Katheters können durch Beobachten des . . . . rechtzeitig entdeckt werden.

---

sterilen Verbands

Kurze Zusammenfassung

3.17. Flüssigkeiten, die sich am besten für die ZVD-Überwachung eignen, sind leicht zu erkennen, da sie in der Regel . . . . . . sind.

---

klar

3.18. Das Manometer befindet sich in richtiger Position, wenn der . . . . des Manometers sich mit dem . . . . des Patienten in gleicher Höhe befindet.

Nullpunkt
rechten Vorhof

3.19. Die Höhe des rechten Vorhofs läßt sich durch Messen bestimmter Abstände auf dem

. . . .
. . . . . Durchmesser des Brustkorbs be-
stimmen.

---

anterior-posterioren

3.20. Der korrekte Abstand liegt zwischen
der . . . .
. . . . und der . . . .
. . . des anterior-posterioren Durchmessers
des Brustkorbs.

---

oberen Drittellinie
Mittellinie

3.21. Die abgemessene Höhe des rechten
Vorhofs wird auf der Brust des Patienten in
Höhe der . . . .
. . . . markiert.

Medioaxillarlinie

3.22. Zwischen den Messungen muß der
Dreiwegehahn so eingestellt sein, daß Flüssigkeit vom . . . .
. . . . zum . . . .
fließen kann.

Infusionssystem
Patienten

3.23. Komplikationen im Bereich des Kathe-
tereintritts, wie Undichtigkeit oder Infektio-
nen, können durch Beobachten des . . . .
. . . .
rechtzeitig erkannt werden.

---

sterilen Verbands

Hiermit ist Teil 3–3.1 abgeschlossen.
Bei richtiger Beantwortung aller Fragen der
Zusammenfassung kann mit Teil 3–3.2 begonnen werden.
Bei falscher Beantwortung einiger Fragen ist
vor Beginn des nächsten Kapitels eine Wiederholung der entsprechenden Abschnitte zu
empfehlen.

3.2. Meßvorgang

Das Grundprinzip der Messung ist, den zentralen Venendruck des Patienten mit der Wassersäule im Manometer ins Gleichgewicht zu bringen. Bei gleichen Drucken auf beiden Seiten gibt der Flüssigkeitsspiegel im Manometer den zentralen Venendruck in Zentimetern Wassersäule an. Die einzelnen Schritte des Meßvorgangs werden beschrieben.

3.24. Der erste Schritt besteht darin, den Dreiwegehahn so zu stellen, daß die Infusionslösung *in das Manometer* fließt. Die Einstellung des Dreiwegehahns für den Durchfluß der Infusionslösung in das . . . . ist der erste Schritt der ZVD-Messung.

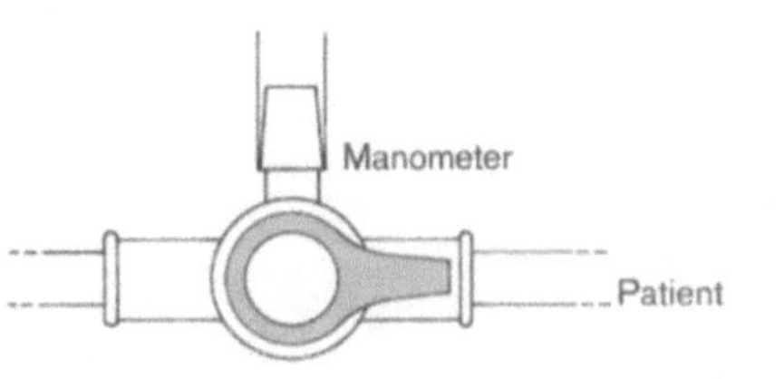

Manometer

3.25. Der Dreiwegehahn muß erst so eingestellt werden, daß Flüssigkeit vom . . . . in das . . . . fließen kann.

Infusionssystem
Manometer

3.26. Bei korrekter Stellung des Dreiwegehahns muß das Manometer mit Infusionsflüssigkeit *bis wenige Zentimeter über* den zu erwartenden ZVD gefüllt werden. Infusionsflüssigkeit muß bis zu einer Höhe von nur . . . . über den zu erwartenden ZVD gefüllt sein.

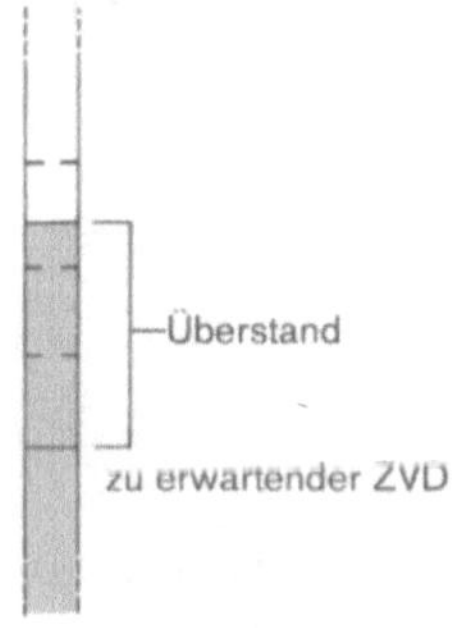

wenigen Zentimetern

3.27. Infusionsflüssigkeit darf nur wenige Zentimeter . . . . . . dem zu erwartenden ZVD im Manometer stehen.

über

3.28. Der *Filter* an der Spitze des Manometers darf bei *Füllung* des Manometers *nicht naß* werden, da dadurch im Manometer ein *Vakuum entsteht*, welches das Meßergebnis verfälschen kann. Wenn der Filter naß wird,

bildet sich im Manometer ein . . . .
. . . .

Vakuum

3.29. Das Entstehen eines Vakuums im Manometer kann dadurch vermieden werden, daß bei Füllung des Manometers der Filter nicht . . . . . wird.

---

naß

3.30. Der Filter wird nicht naß, wenn man das Manometer nur bis zu einer Höhe von . . . . über dem zu erwartenden ZVD füllt.

---

wenigen Zentimetern

3.31. Als zweiter Schritt muß der Dreiwegehahn so gestellt werden, daß *Flüssigkeit aus dem Manometer zum Patienten* fließt. Nachdem das Manometer bis zur gewünschten Höhe mit Flüssigkeit gefüllt ist, muß der Dreiwegehahn so gestellt werden, daß Flüssigkeit zum . . . . fließt.

Patienten

3.32. Dieser zweite Schritt ermöglicht, daß Flüssigkeit vom . . . . zum Patienten fließt.

Manometer

3.33. Bei richtiger Stellung des Dreiwegehahns fließt bei Schritt Zwei Infusionsflüssigkeit aus dem . . . . zum . . . .

Manometer
Patienten

3.34. Sobald der Dreiwegehahn in dieser Stellung steht, *sinkt* der *Flüssigkeitsspiegel* im Manometer schnell auf eine Höhe ab, die dem ZVD entspricht. Nach Drehung des Dreiwegehahns muß der Flüssigkeitsspiegel im Manometer schnell . . . .

---

absinken

3.35. Der Flüssigkeitsspiegel im Manometer sinkt auf eine Höhe, die dem *zentralen Venendruck* des Patienten entspricht. Die Flüssigkeit im Manometer sinkt auf eine Höhe, die dem . . . . . des Patienten entspricht.

ZVD

3.36. Wenn die Flüssigkeitssäule mit dem ZVD des Patienten im Gleichgewicht ist, *bewegt* sich der Flüssigkeitsspiegel im Manometer abhängig von der *Atmung* des Patienten.

Nach Absinken der Flüssigkeitssäule
. . . . der Flüssigkeitsspiegel abhängig von der Atmung des
Patienten.

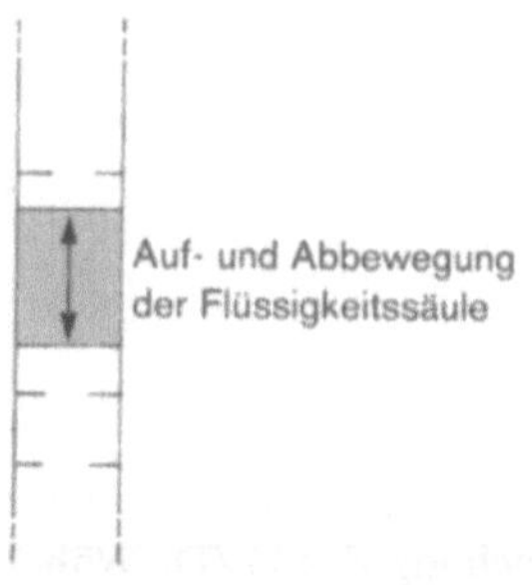

bewegt sich

3.37. Das Auf und Ab der Flüssigkeitssäule
im Manometer wird durch den wechselnden
Venendruck während der . . . .
des Patienten verursacht.

Atmung

3.38. Da der ZVD durch die Atmung des Patienten beeinflußt wird, muß ein Respirator
einige Sekunden lang *abgestellt* werden, damit ein korrekter ZVD bestimmt werden
kann. Bei Beatmung des Patienten muß der
Respirator einige Sekunden lang . . . . .
. . . . werden, damit der ZVD
korrekt bestimmt werden kann. (Wichtig bei
hohem Beatmungsdruck, z. B.: PEEP = positiv endexspiratorischer Beatmungsdruck!)

abgestellt

3.39. Der ZVD kann nicht genau bestimmt
werden, wenn der Patient während der Messung durch einen . . . .
beatmet wird.

Respirator

3.40. Zum zweiten Schritt gehört die Drehung des Dreiwegehahns in eine Stellung die
ermöglicht, daß Flüssigkeit aus dem
. . . . zum . . . .
. . . . . fließt.

Manometer
Patienten

3.41. Der Flüssigkeitsspiegel der Infusionslösung im Manometer . . . . schnell ab
und stellt sich entsprechend dem
. . . . . des Patienten ein.

sinkt
ZVD

3.42. Auf dieser Höhe angekommen,
. . . . die Flüssigkeitssäule im Manometer in Abhängigkeit
von der . . . . des Patienten.

bewegt sich
Atmung

3.43. Der ZVD entspricht dem *Mittelwert*
des höchsten und niedrigsten Flüssigkeitsspiegels während der Messung. Auf diese
Weise erhält man beispielsweise in folgender
Abbildung 8 cm als . . . .
. . . . des sich auf und ab bewegenden
Flüssigkeitsspiegels.

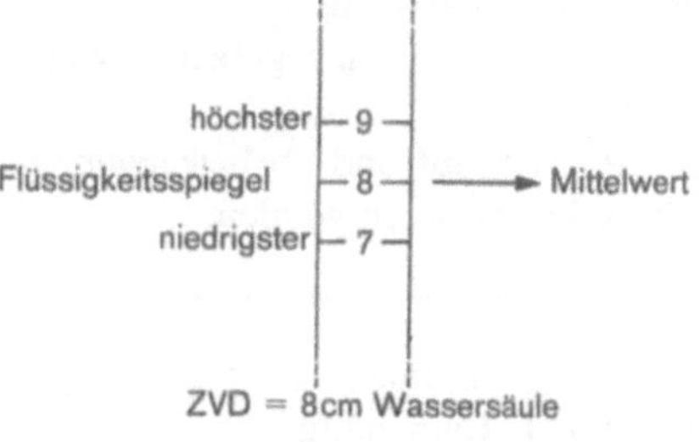

Mittelwert

3.44. Eine Methode zur Messung des ZVD ist die Bestimmung des Mittelwerts des sich

. . . .

. . . .

. . . .

. . . .

---

auf und ab bewegenden Flüssigkeitsspiegels im Manometer

3.45. Der ZVD kann auch am *höchsten Punkt* der sich auf und ab bewegenden Flüssigkeit abgelesen werden. Der ZVD kann als Mittelwert des sich auf und ab bewegenden Flüssigkeitsspiegels angegeben werden oder am . . . . der Flüssigkeitssäule abgelesen werden.

höchster — 9 —
Flüssigkeitsspiegel — 8 —
niedrigster — 7 —

ZVD = 9 cm Wassersäule

---

höchsten Punkt

3.46. Der ZVD kann als . . . . angegeben wer- den oder am . . . . der sich auf und ab bewegenden Flüssigkeitssäule abgelesen werden.

Mittelwert ⎱ In beliebiger
höchsten Punkt ⎰ Reihenfolge

3.47. Beide Methoden können benützt wer- den, solange gewährleistet ist, daß man bei der einmal gewählten Methode *bleibt*. Für die Bestimmung des ZVD ist wichtig, daß man bei der einmal gewählten Methode

. . . .

---

bleibt

3.48. Das gleiche gilt für die Lagerung des Patienten bei Überwachung des ZVD. Wäh- rend die *Rückenlage* die Regel ist, kann unter bestimmten Umständen eine *Halbsitzende- Stellung* von Vorteil sein. Zwei Lagerungspo- sitionen, die bei der Überwachung des ZVD infrage kommen, sind die . . . . und die . . . . -Stellung.

Rückenlage
Halbsitzende

3.49. Sowohl die Rückenlage als auch die Halbsitzende-Stellung können gewählt wer- den, solange die einmal gewählte Lagerungs- position beibehalten wird. Sowohl die . . . . als auch die Halbsitzende-Stellung können gewählt wer- den, solange die einmal gewählte Lagerungs- position . . . . wird.

Rückenlage
beibehalten

3.50. Der *Normalbereich* des ZVD geht von 4–12 cm Wassersäule. Der Normalbereich des ZVD geht von . . . . Wassersäule.

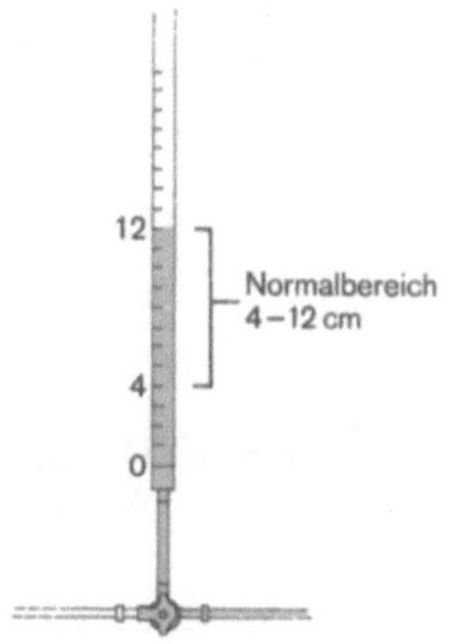

12
Normalbereich
4–12 cm
4
0

____

4–12 cm

3.51. ZVD-Werte zwischen 4–12 cm Wassersäule sind in der Regel . . . .

____

normal

3.52. Der . . . . Bereich des ZVD geht von . . . . Wassersäule.

____

normale
4–12 cm

Kurze Zusammenfassung

3.53. Der erste Schritt zur Messung des ZVD besteht in Unterbrechung der Infusion zum Patienten durch Drehen des Dreiwegehahns in eine Stellung, bei der Flüssigkeit aus dem . . . . in das . . . . fließt.

____

Infusionssystem
Manometer

3.54. Das Manometer muß mit Flüssigkeit bis . . . . den zu erwartenden ZVD gefüllt werden.

____

wenige Zentimeter über

3.55. Fehlerhafte Messungen treten auf, wenn das Manometer vollständig mit Flüssigkeit gefüllt wird, da ein . . . . entsteht, wenn der Filter an der Spitze des Manometers naß wird.

____

Vakuum

3.56. Der zweite Schritt besteht in einer erneuten Drehung des Dreiwegehahns, so daß Flüssigkeit aus dem . . . . zum . . . . fließt.

____

Manometer
Patienten

3.57. Nachdem der Dreiwegehahn so gestellt ist, daß Flüssigkeit aus dem Manometer zum Patienten fließt, ... der Flüssigkeitsspiegel schnell ab.

____

sinkt

3.58. Nach Absinken der Flüssigkeitssäule entspricht deren Spiegel dem . . . . . des Patienten.

____

ZVD

3.59. Man bestimmt den ZVD, indem man die . . . . des Flüssigkeitsspiegels beobachtet.

Auf- und Abbewegung

3.60. Der ZVD kann entweder als . . . . des höchsten und niedrigsten Spiegels angegeben oder am . . . . der Flüssigkeitssäule abgelesen werden.

Mittelwert
höchsten Punkt

3.61. Während der Messung muß sich der Patient immer in . . . . oder unter gewissen Umständen

in . . . . -Stellung befinden.

Rückenlage
Halbsitzender

3.62. Der Normalbereich des ZVD liegt zwischen . . . . Wassersäule.

4–12 cm

Hiermit ist Teil 3–3.2 abgeschlossen.
Bei richtiger Beantwortung aller Fragen der Zusammenfassung kann mit Teil 3–3.3 begonnen werden.
Bei falscher Beantwortung einiger Fragen ist vor Beginn des nächsten Kapitels eine Wiederholung der entsprechenden Abschnitte zu empfehlen.

3.3. Mögliche Fehlerquellen

Folgende Probleme können während der Überwachung des ZVD auftreten: 1. fälschlich erhöhte ZVD-Werte und 2. Fehlen der Auf- und Abbewegungen des Flüssigkeitsspiegels im Manometer. Die beiden genannten Probleme können zahlreiche Ursachen haben; im folgenden werden die häufigsten besprochen.

3.63. Die vier häufigsten Ursachen eines fälschlich erhöhten ZVD-Werts sind:
1. falsch liegender Venenkatheter
2. Überdruckbeatmung
3. Knickbildung des Venenkatheters oder der mit ihm verbundenen Schläuche
4. Gabe von Vasoconstrictoren

(siehe Punkt 3.64)

3.64. Wenn der Venenkatheter in einer *peripheren Vene* liegt, ergibt sich, da in der peripheren Vene ein höherer Venendruck herrscht, ein höherer Meßwert. Ein fälschlich erhöhter ZVD tritt auf, wenn der Venenkatheter in einer . . . . liegt.

peripheren Vene

3.65. Wenn der Venenkatheter an . . . . liegt, wird nicht der Druck in den herznahen Venen

gemessen, sondern der erhöhte Druck in den peripheren Venen.

falscher Stelle

3.66. Der Venenkatheter kann auch zu weit, d. h. bis in den *rechten Ventrikel* vorgeschoben sein. Fälschlich erhöhte Werte treten auf, wenn der Venenkatheter in einer peripheren Vene oder im . . . . liegt.

rechten Ventrikel (in der rechten Herzkammer)

3.67. Wenn der Katheter im rechten Ventrikel liegt, geht ein fälschlich erhöhter ZVD mit einer *erheblichen Auf- und Abbewegung* des Flüssigkeitsspiegels einher. Liegt die Katheterspitze im rechten Ventrikel, treten fälschlich erhöhte Werte mit einer beträchtlichen . . . . der Flüssigkeitssäule auf.

Auf- und Abbewegung

3.68. Ein fälschlich erhöhter ZVD, der mit einer . . . . des Flüssigkeitsspiegels einhergeht, zeigt an, daß der Venenkatheter im rechten Ventrikel liegt.

---

beträchtlichen Auf- und Abbewegung

3.69. In jedem der obengenannten Fälle muß der *Arzt benachrichtigt* werden, damit er die Lage des Katheters korrigiert. Wenn eine Schwester aufgrund fälschlich erhöhter Werte vermutet, daß der Venenkatheter falsch liegt, muß sie den . . . .
. . . .

Arzt benachrichtigen

3.70. Eine andere Ursache für die Messung fälschlich erhöhter ZVD-Werte ist die Anwendung der *intermittierenden Überdruckbeatmung* (IPPB) oder kontinuierlicher Überdruckbeatmung (CPPB) mit positiv endexspiratorischem Druck (PEEP). Fälschlich erhöhte Werte können durch . . . .
. . . .
. . . . verursacht werden.

---

intermittierende Überdruckbeatmung (IPPB)
PEEP-Beatmung

3.71. Fälschlich erhöhte ZVD-Werte können durch . . . .
. . . .
. . . . oder durch . . . .
. . . .
. . . . verursacht werden.

---

falsche Lage des
Venenkatheters
intermittierende Überdruck-
beatmung (IPPB) bzw.
PEEP-Beatmung

In beliebiger Reihenfolge

3.72. Da sich der ZVD mit der Atmung ändert, hebt der erhöhte Beatmungsdruck bei Überdruckbeatmung den ZVD an und verfälscht das Meßergebnis. Der erhöhte Beatmungsdruck bei der . . . . führt zu fälschlich erhöhten ZVD-Werten.

Überdruckbeatmung

3.73. Fälschlich erhöhte ZVD-Werte aufgrund der Überdruckbeatmung lassen sich durch *kurzzeitiges Unterbrechen* der Beatmung während der Messung des ZVD vermeiden. Fälschlich erhöhte ZVD-Werte aufgrund einer Überdruckbeatmung lassen sich durch . . . .
. . . .
. . . vermeiden.

---

kurzzeitiges Unterbrechen der Beatmung

3.74. Eine dritte Ursache fälschlich erhöhter ZVD-Werte ist eine *Knickung* des Venenkatheters oder des Verbindungsschlauchs zwischen Manometer und Katheter. Eine weitere Ursache fälschlich erhöhter ZVD-Werte ist eine . . . . des Katheters oder des Verbindungsschlauchs.

Knickung

3.75. Bisher wurden drei mögliche Ursachen für fälschlich erhöhte ZVD-Werte genannt. Es sind:

1. . . . .
. . . .
2. . . . .
. . . .
. . . .
. . . . . .

3. . . . .
. . . .
. . . .
. . . .
. . . .

---

1. *falsch liegender Venenkatheter*
2. *Anwendung einer Überdruckbeatmung*
3. *Knickung des Katheters oder des Verbindungsschlauchs zum Manometer*

3.76. Eine Knickung oder schon eine stärkere Verbiegung des Schlauchs engt das Lumen des Schlauchs ein und verhindert, daß Flüssigkeit aus dem Manometer ungehindert auf eine Höhe sinkt, die dem ZVD des Patienten entspricht. Da der Flüssigkeitsspiegel im Manometer nicht ungehindert sinken kann, verursacht eine . . . . des Schlauchs fälschlich erhöhte ZVD-Werte.

Knickung (stärkere Biegung)

3.77. Eine durch . . . .
. . . . . . verursachte Einengung des Innendurchmessers von Katheter oder Verbindungsschlauch führt zu fälschlich erhöhten ZVD-Werten.

Knickbildung (stärkere Biegung)

3.78. Dieses Problem läßt sich durch *Auffinden* und *Beseitigen* der Knickung des Katheters bzw. Verbindungsschlauchs beheben. Wenn es zu fälschlich erhöhten ZVD-Werten durch Knickung des Katheters oder des Verbindungsschlauchs kommt, muß die Knikkung . . . . und . . . . . .
. . . . werden.

---

gefunden
beseitigt

3.79. Viertens, werden kurz nach Injektion eines *Vasoconstrictors* fälschlich erhöhte ZVD-Werte gemessen. Eine Ursache kurzfristig fälschlich erhöhter ZVD-Werte ist die Gabe von . . . .
. . . .

Vasoconstrictoren

3.80. Bei Messung kurz nach Injektion eines . . . .
können erhöhte ZVD-Werte auftreten.

Vasoconstrictors

3.81. Dieses Problem läßt sich bis zu einem gewissen Grad vermeiden, wenn man nach Injektion einige Minuten verstreichen läßt, um eine gleichmäßige *Verteilung* des Medikaments im Körper abzuwarten. Fälschlich erhöhte ZVD-Werte lassen sich bis zu einem gewissen Grad vermeiden, wenn eine . . . . des Medikaments im Körper vor der Messung abgewartet wird.

Verteilung

3.82. Vier der häufigsten Ursachen für fälschlich erhöhte ZVD-Werte sind:
1. . . . .
. . . .
. . . .
2. . . . .
. . . .
. . . .
3. . . . .
. . . .
. . . .

4. . . . .
. . . .
. . . .

---

1. *falsch liegender Venenkatheter*
2. *Überdruckbeatmung*
3. *Knickung oder Biegung des Schlauchsystems*
4. *Gabe von Vasoconstrictoren*

} In beliebiger Reihenfolge

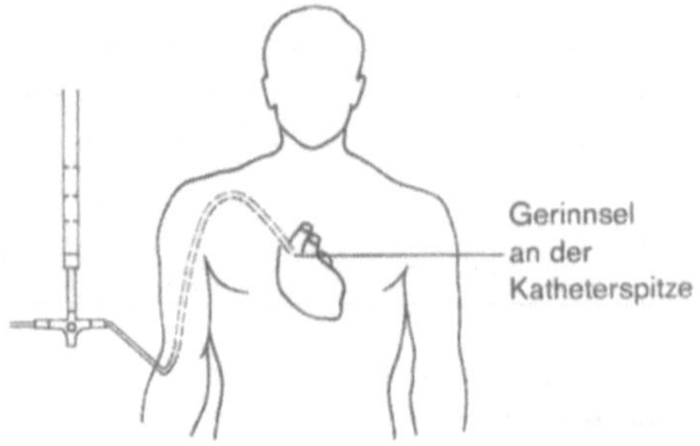

3.83. Als zweites Hauptproblem stellt sich bei Überwachung des ZVD die *fehlende Auf- und Abbewegung* des Flüssigkeitsspiegels im Manometer. Außer fälschlich erhöhten ZVD-Werten stellt das Fehlen der . . . .
. . . .
des Flüssigkeitsspiegels ein Problem dar.

Auf- und Abbewegung

3.84. Das Fehlen der Auf- und Abbewegung des Flüssigkeitsspiegels wird häufig durch einen Verschluß des Katheters oder des Verbindungsschlauchs verursacht. Eine häufige Ursache der fehlenden Auf- und Abbewegung im Manometer ist ein . . . . .
. . . . im Schlauchsystem gleich welcher Art.

Verschluß

3.85. Der Verschluß des Katheters oder des Schlauchs, der zu einer fehlenden Auf- und Abbewegung des Flüssigkeitsspiegels führt, kann durch Gerinnselbildung an der Katheterspitze oder innerhalb des Katheters verursacht sein. Der Venenkatheter kann aufgrund eines . . . . verschlossen sein.

Gerinnsels

3.86. Unabhängig von ihrer Lokalisation führen . . . . an der Katheterspitze oder innerhalb des Katheters immer zu ungenauen Messungen.

Gerinnsel (oder Verschlüsse)

3.87. *Durchspritzen* des Katheters mit Infusionslösung kann den Verschluß beseitigen. Wenn ein Verschluß des Katheters aufgrund der fehlenden Auf- und Abbewegung der Flüssigkeitssäule im Manometer vermutet wird, kann . . . .
. . des Katheters mit Infusionslösung die Ursache des Verschlusses beseitigen. **Beachte:** Infusionen stark hypertoner Lösungen durch den Meßschlauch können ein Gerinnsel vortäuschen!

Durchspritzen

3.88. Ein Verschluß des Katheters oder des Verbindungsschlauchs kann ebenso durch eine Knickung, die das Lumen des Katheters oder des Verbindungsschlauchs vollständig einengt, verursacht werden. Das Ausbleiben der Auf- und Abbewegung des Flüssigkeitsspiegels kann auch durch eine . . . . .
. . . . im Schlauchsystem verursacht sein.

Knickung an der
Eintrittsstelle des
Venenkatheters

Knickung

3.89. Ein Verschluß des Katheters oder Verbindungsschlauchs kann auf . . . . oder . . . . zurückzuführen sein.

Gerinnsel } In beliebiger
Knickung } Reihenfolge

Kurze Zusammenfassung

3.90. Während der ZVD-Überwachung am häufigsten auftretende Probleme sind:
1. . . . .
. . . .
. . . .
. . . .
. . . . . .
2. . . . .
. . . .
. . . .
. . . .
. . . . . .

*1. fälschlich erhöhte
   ZVD-Werte*
*2. fehlende Auf- und
   Abbewegung
   des Flüssigkeitsspiegels
   im Manometer* } In beliebiger
Reihenfolge

3.91. Fälschlich erhöhte ZVD-Werte können durch mehrere Faktoren bedingt sein. Die vier häufigsten sind:
1. . . . .
. . . .
. . . .
2. . . . .
. . . .
3. . . . .
. . . .
4. . . . .
. . . .

*1. falsch liegender Venen-
   katheter*
2. Überdruckbeatmung
*3. Knickung oder Biegung
   des Schlauchsystems*
*4. Gabe von
   Vasoconstrictoren* } In beliebiger
Reihenfolge

3.92. Ein im rechten Ventrikel liegender Katheter führt zu fälschlich erhöhten ZVD-Werten mit . . . .

erheblicher Auf- und Abbewegung des Flüssigkeitsspiegels

3.93. Da die Überdruckbeatmung den Beatmungsdruck erhöht, sollte diese während der ZVD-Messung . . . . werden.

unterbrochen

3.94. Da eine Knickung im Schlauchsystem ein ungehindertes Absinken des Flüssigkeitsspiegels auf eine Höhe, die dem ZVD des

Patienten entspricht, verhindert, sollte die Knickung . . . . werden.

---

beseitigt (gefunden und beseitigt)

3.95. Ein fälschlich erhöhter ZVD-Wert kann auftreten, wenn die Messung kurz nach Injektion eines . . . . durchgeführt wird.

Vasoconstrictors

3.96. Ein zweites Problem stellt die fehlende Auf- und Abbewegung des Flüssigkeitsspiegels im Manometer dar. Diese wird in der Regel durch einen . . . . des Schlauchsystems gleich welcher Art verursacht.

Verschluß

3.97. Die drei häufigsten Ursachen, die zu einer fehlenden Auf- und Abbewegung des Flüssigkeitsspiegels führen, sind:
1. . . . .
2. . . . .
3. . . . .

---

1. ein Gerinnsel
2. Knickung des Schlauch-
   systems   In beliebiger
3. Infusion stark   Reihenfolge
   hypertoner Lösungen

Hiermit ist Teil 3, Durchführung der Messung, und gleichzeitig das gesamte Lernprogramm über den ZVD abgeschlossen.
Sie sollten jetzt mit dem zur Überwachung des ZVD verwendeten Instrumentarium vertraut sein, die theoretischen Grundlagen der Anwendung des ZVD-Überwachungssystems verstehen und Meßergebnisse interpretieren können.

Weiterführende Literatur

1. Koller, F., G. A. Nagel, K. Neuhaus: Internistische Notfallsituationen. Stuttgart: Thieme 1974.
2. Lawin, P.: Praxis der Intensivbehandlung. 3. Auflage. Stuttgart: Thieme 1975.
3. Schölmerich, P., Schuster, H. P., Schönborn, H., Baum, P. P.: Interne Intensivmedizin. Stuttgart: Thieme 1975.
4. Schuster, H. P.: Notfallmedizin. Stuttgart: F. Enke 1977.

Sachverzeichnis

Fachschwester – Fachpfleger

Fachschwester – Fachpfleger

Innere Medizin – Intensivmedizin

Herausgeber: M. Alcock, P. Barth, K. D. Grosser,
W. Nachtwey, G. A. Neuhaus, F. Praetorius,
H. P. Schuster, M. Sucharowski, P. Wahl

S. M. Brooks

Fortbildung 1

Grundlagen des Wasser- und Elektrolyt-haushaltes

Deutsche Bearbeitung von H. P. Schuster, H. Lauer
Übersetzt aus dem Amerikanischen von G. Kaiser,
M. Kaiser

1978. 27 Abbildungen, 13 Tabellen. XIII, 67 Seiten
DM 18,–; US $ 9.00
ISBN 3-540-08429-0

Der vorliegende Band beschreibt die physikalischen
Grundlagen des Flüssigkeits-, Elektrolyt- und
Säure-Basen-Haushaltes in kurzer und leicht ver-
ständlicher Form und gibt Richtlinien zur Infu-
sionstherapie. – Er stellt die Grundlage für nach-
folgende Bände dieser Reihe dar, über den zentralen
Venendruck, den Blutgas- und Säure-Basen-Status
sowie Diätetik und künstliche Ernährung.

Inhaltsübersicht: Wasser. – Ionen. – Osmolarität. –
Wasserstoffionenkonzentration. – Störungen des
Wasser-Elektrolyt-Säure-Basen-Haushaltes. –
Therapeutische Prinzipien. – Infusionslösungen. –
Praktische Anwendung. – Säugling und Kleinkind.

H. P. Schuster, H. Schönborn, H. Lauer

Fortbildung 3

Schock
Entstehung, Erkennung, Überwachung,
Behandlung

1978. 40 Abbildungen, 10 Tabellen. Etwa 80 Seiten
DM 19,80; US $ 9.90
ISBN 3-540-08736-2

Mit diesem Buch liegt der dritte Band der Sektion
Innere Medizin und Intensivmedizin der Schriftenreihe zur Weiterbildung für Krankenschwestern
und Krankenpfleger vor. Der Band behandelt in
einzelnen Kapiteln die Pathophysiologie, die
Ursachen und Entstehungsmechanismen sowie die
Maßnahmen zur Überwachung und Möglichkeiten
der Behandlung des Kreislaufschocks. Die ein-
gehende Darstellung dieser für die Intensivmedizin
so bedeutungsvollen Probleme ermöglicht es dem
Lernenden sein Verständnis für Entstehung und
Verlauf des Schocks sowie den Sinn und Zweck
der beim Schockpatienten durchgeführten Über-
wachungs- und Behandlungsmaßnahmen zu vertiefen. Darüberhinaus stellt der Band eine wertvolle
Hilfe für die Erarbeitung des entsprechenden Lehrstoffs für den theoretischen Weiterbildungsunter-
richt dar.

Inhaltsübersicht: Pathophysiologie und Patho-
genese des Schocks. – Klinische Formen des
Schocks. – Überwachung und Beurteilung des
Schockverlaufs. – Therapie des Schocks.

Operative Medizin

Herausgeber: G. Gille, B. Horisberger, B. Kalt-
wasser, K. Junghanns, R. Plaue

J. Hamer, C. Dosch

Neurochirurgische Operationen

Weiterbildung

Mit einem Geleitwort von K. Junghanns
1978. 80 Abbildungen. IX, 78 Seiten
DM 28,–; US $ 14.00
ISBN 3-540-08631-5

Das vorliegende Buch behandelt alle wichtigen
neurochirurgischen Operationen, mit Ausnahme
der Stereotaxie. Die moderne Technik der Micro-
neurochirurgie wird besonders hervorgehoben,
Operationsablauf und -instrumentarium werden in
übersichtlicher Weise in Text und Bild dargeboten.

Dieser Band ist in erster Linie für Operations-
schwestern und Fachpfleger konzipiert. Er kann
aber auch im Rahmen des neurochirurgischen
Trainingsprogramms jungen Assistenzärzten in den
ersten Jahren der Facharztausbildung empfohlen
werden.

Inhaltsübersicht: Neurochirurgische Instrumente. –
Spezielle Neurochirurgische Geräte. – Neuro-
chirurgisch-Diagnostische Eingriffe. – Neurochirurgische Operationen. – Literatur. – Sach-
verzeichnis.

Springer-Verlag
Berlin Heidelberg NewYork